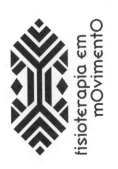

fisioterapia em mOvimentO

Dados Internacionais de Catalogação na Publicação (CIP)
(Câmara Brasileira do Livro, SP, Brasil)

Perdriolle, René
  A escoliose : um estudo tridimensional / René Perdriolle ; [tradução Angela Santos ; ilustrações Alexandre Jubran]. — São Paulo : Summus, 2006.

  Título original: La scoliose : son étude tridimensionnelle.
  ISBN 85-323-0195-9

  1. Escoliose 2. Escoliose – Tratamento 3. Fisioterapia 4. Ortopedia I. Jubran, Alexandre. II. Título.

06-6289

CDD-616.7306
NLM-WE 735

Índice para catálogo sistemático:
1. Escoliose : Tratamento : Medicina   616.7306

Compre em lugar de fotocopiar.
Cada real que você dá por um livro recompensa seus autores
e os convida a produzir mais sobre o tema;
incentiva seus editores a encomendar, traduzir e publicar
outras obras sobre o assunto;
e paga aos livreiros por estocar e levar até você livros
para a sua informação e o seu entretenimento.
Cada real que você dá pela fotocópia não autorizada de um livro
financia um crime
e ajuda a matar a produção intelectual em todo o mundo.

A ESCOLIOSE
UM ESTUDO TRIDIMENSIONAL

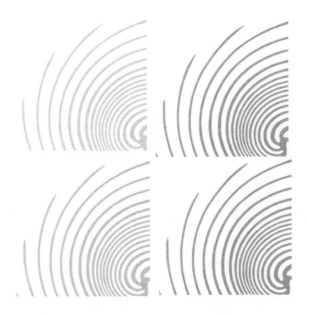

René Perdriolle

summus editorial

A ESCOLIOSE
Um estudo tridimensional
Copyright © 2006 by René Perdriolle
Direitos desta tradução reservados por Summus Editorial

Editora executiva: **Soraia Bini Cury**
Assistente de produção: **Claudia Agnelli**
Tradução: **Angela Santos**
Capa: **Nelson Mielnik e Sylvia Mielnik**
Imagem da capa: **Maria Lídia Magliani/Pintura acrílica sobre papel**
Projeto gráfico e diagramação: **Acqua Estúdio Gráfico**
Ilustrações: **Alexandre Jubran**
Fotolitos: **Casa de Tipos**

Summus Editorial
Departamento editorial:
Rua Itapicuru, 613 – 7º andar
05006-000 – São Paulo – SP
Fone: (11) 3872-3322
Fax: (11) 3872-7476
http://www.summus.com.br
e-mail: summus@summus.com.br

Atendimento ao consumidor:
Summus Editorial
Fone: (11) 3865-9890

Vendas por atacado:
Fone: (11) 3873-8638
Fax: (11) 3873-7085
e-mail: vendas@summus.com.br

Impresso no Brasil

AGRADECIMENTOS

Estes trabalhos mobilizaram numerosas e diversas competências, particularmente as de Jean-Marie Jazeron, assim como as de Martine Cassaigneau, Gilbert Daudet e Marie-Claude Bonnafoux, as de Géraldine Devanne, Andrée Bouchard, Alain Simon e Georges Samson, assim como Marie-Claire Clavel e meus colaboradores do Centro de Ortopedia Maguelone.

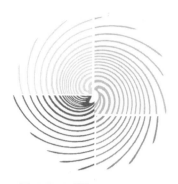

SUMÁRIO

Prefácio à nova edição brasileira 9
Prefácio de Pierre Stagnara 11
Prefácio de Pierre Queneau 13
Prefácio de Jacques Vidal 15
Prólogo 17

PRIMEIRA PARTE: A ESCOLIOSE

    1. Conceitos importantes 23

SEGUNDA PARTE: ESTUDO TRIDIMENSIONAL

    1. Classificação das escolioses idiopáticas segundo sua forma 37
    2. Estudo da curvatura no plano frontal da criança 45
    3. Meios de pesquisa dos movimentos articulares 63
    4. Os componentes essenciais: rotação-torção 65
    5. Análise do mecanismo da torção 75
    6. Medida dos ângulos de rotação intervertebral e de torção 79
    7. Componente anteroposterior e componente lateral 83
    8. Descrição e constituição das deformações anatômicas 93
    9. Evolução da escoliose 105
  10. Teorias sobre a evolução da escoliose 113
  11. Etiologia 115
  12. Prognóstico 117
  13. Esquema da constituição e do desenvolvimento da escoliose 121
  14. Radiografias em incidência global 123
  15. Tentativa de reconstituição da escoliose 127
  16. Capítulo final 129

PREFÁCIO À
NOVA EDIÇÃO BRASILEIRA

A publicação dessa segunda tradução de *A escoliose – Um estudo tridimensional* deve-se especialmente a Celso Luís Dias.

Formado em 1986, foi um fisioterapeuta que se dedicou imediatamente à clínica. Estudioso e pesquisador, interessou-se especialmente pela escoliose e começou a aglutinar em torno de si um grupo de jovens profissionais, promovendo supervisões, palestras e cursos para fisioterapeutas, formando um centro de estudos em Biomecânica – o Biomec.

Filiou-se ao GKTS, grupo francês de fisioterapeutas dedicados ao estudo da escoliose. Encontrava-os anualmente para congressos, visitas a centros de tratamento, cursos e trocas de experiências e informações. Convenceu-os a realizar seu congresso anual fora da França pela primeira vez em 2001. Assim, em março de 2001, o XXIX Congresso do GKTS ocorreu em São Paulo, organizado, realizado e presidido por ele. Foi um sucesso. Segundo suas próprias palavras: "O saldo – bastante positivo – deixou heranças e responsabilidades. Herdamos a convicção de que é possível ser competente em relação a essa difícil patologia. Da mesma forma, sentimo-nos responsáveis por iniciar um trabalho sério, de caráter nacional, dedicado à fisioterapia da coluna vertebral e, em especial, da escoliose. Disto surgiram o Nepe-BR (Núcleo de Estudo e Pesquisa da Escoliose – Brasil) e, por extensão, o Congresso Nacional que se pretende anual... Assim, ano a ano, queremos levar a todo Brasil as discussões relativas à fisioterapia da escoliose".

No ano que se seguiu dedicou-se à organização do Nepe, promoveu seminários, participou de congressos e iniciou a formulação de um Centro de Escoliose junto com João Ayres e Mário Lúcio Uchoa Andrade, que deveria ser o centro clínico de assistência à escoliose em todas as suas fases, onde todos os conhecimentos de tantos estudos, seminários e congressos seriam colocados em prática. Nesse momento, o diagnóstico de um tumor obrigou-o a recolher-se e dedicar a maior parte de sua energia ao tratamento. Mesmo doente, continuou a trabalhar na organização do Congresso e do Centro. Por intermédio de um estudante com quem mantinha contatos para estes trabalhos, descobriu a existência da primeira tradução deste livro.

Desde 2001 tinha projetos de traduzir e publicar esse estudo clássico e fundamental no entendimento da escoliose como deformidade nas três dimensões do espaço. Ao descobrir que essa tradução já havia sido feita e publicada por uma pequena editora em 1994, sem grande divulgação, e que a maioria dos exemplares não havia sido vendida, providenciou, por meio do Nepe, a compra do estoque ainda existente, realizou uma revisão do texto, editou-a com encarte-errata e iniciou a venda no I Congresso Brasileiro de Fisioterapia da Escoliose.

Este congresso ocorreu no Rio de Janeiro em 26 e 27 de abril de 2002, sem a presença de seu idealizador. Extremamente desvitalizado depois de meses lutando contra a doença, vivia seus últimos dias. Faleceu em 30 de abril de 2002.

Foi uma imensa perda para amigos e familiares, e uma perda irreparável para a fisioterapia no Brasil.

No ano seguinte, retomei a revisão do texto iniciada por ele e vi que se justificava uma nova tradução. Em viagem à França em outubro de 2004, tive o privilégio de ser recebida pelo sr. Perdriolle, que assinou contrato autorizando essa edição e doando todos os direitos autorais ao Nepe–Biomec, que continua a existir, presidido por Mário Lúcio Uchoa Andrade. (www.escoliose.fst.br)

Após a publicação em francês desse estudo, ocorrida em 1979, René Perdriolle publicou mais cinco artigos em jornais e revistas indexados, nos quais discute as aplicações práticas dos princípios derivados de suas observações. Parecem-me especialmente importantes aqueles que dizem respeito ao prognóstico de evolução da curva escoliótica. Pedi que escrevesse com esse material um capítulo final a esta edição brasileira. Não quis fazê-lo, mas, generosamente, autorizou-me a escrevê-lo em seu lugar.

Os prefácios que se seguem são da edição original francesa de 1979.

Angela Santos

PREFÁCIO DE PIERRE STAGNARA*

O trabalho de René Perdriolle tem o imenso mérito da originalidade.

Nele encontram-se pouquíssimas referências e referências das referências que formam boa parte dos livros sobre a(s) escoliose(s).

Desde o início do exercício de sua profissão, ele dedicou-se à escoliose, devo dizer mais exatamente aos portadores de escoliose. Durante os numerosos anos heróicos em que foi meu colaborador na Fundação Livet, observou com paixão, imaginou com intuição, criou com pertinência em todos os campos que dizem respeito aos desvios vertebrais. O que se chama de tratamento lionês das escolioses lhe deve muito.

Ele prosseguiu, e esta obra é o fruto de suas meditações.

Ninguém pode tratar de forma inconseqüente esta abordagem pessoal da evolução das escolioses. Algumas afirmações podem parecer contestáveis, mas merecem uma discussão concreta com dossiês e documentos.

Estou persuadido de que este livro é um reagente, ou até mesmo um catalisador, que pode ajudar cada um dos escoliólogos a colocar mais pontos de referência no campo muito complexo da escoliose e mais precisões nas indicações terapêuticas para os portadores de escolioses.

---

* Cirurgião-chefe do Centre des Massues.

PREFÁCIO DE PIERRE QUENEAU

Numerosos anos de trabalho em comum ligaram a equipe de Pierre Stagnara àquela do hospital St. Vincent de Paul, em um mesmo ponto de vista e uma mesma abordagem do problema da escoliose.

René Perdriolle sempre teve nessa equipe um papel criador. Ele nos entrega hoje a síntese de suas pesquisas nesse assunto. É essencial que o leitor divida esta obra em dois tipos de investigações:

1) Uma pesquisa sobre a compreensão do mecanismo da escoliose e de sua evolução. Isso faz intervir numerosos dados que obrigam a relembrar a anatomia patológica dos desvios raquidianos. É um trabalho de longa duração que necessita de uma leitura às vezes árdua de trechos difíceis.

2) Uma nova abordagem do estudo das radiografias. Cada um deve refletir no assunto a partir do que nos propõe René Perdriolle. É preciso que em um futuro próximo utilizemos novas medidas radiográficas, complementares das medidas clássicas sempre tão úteis, porém a partir das quais novos dados prognósticos poderão ser traçados, especialmente para as escolioses diagnosticadas com pequeno ângulo.

É com esta conclusão prática que desejamos que este livro, em aparência tão teórico, mostre bem sua utilidade real no plano terapêutico.

PREFÁCIO DE
JACQUES VIDAL*

Desde muito tempo tenho o privilégio de trabalhar com René Perdriolle, mas nossa colaboração tornou-se muito próxima logo que foi criado, há dez anos, o Centro de Ortopedia Maguelone, onde ele dirige com dinamismo e competência o tratamento ortopédico de várias centenas de escolióticos.

Perdriolle tem várias paixões:

* A ESCOLIOSE, cujo vírus o atacou há muitos anos em Lyon, na escola de Pierre Stagnara, que permanece sendo seu mestre de pensar. Essa paixão o levou a elaborar e aperfeiçoar as técnicas de tratamento ortopédico, mas sobretudo a refletir e em seguida, se encaminhar no caminho difícil da pesquisa para fazer progredir a abordagem e a compreensão de uma enfermidade que permanece obscura em muitos aspectos.

* A CRIANÇA portadora de escoliose, isto é, esse futuro indivíduo atacado em sua evolução por uma enfermidade temível, onerada por tratamentos longos e muitas vezes penosos. Perdriolle olha essa criança com o coração, respeitando a ela e a sua família, favorecendo seu desabrochar, sua alegria, e ajudando-a a elaborar sua personalidade, devido a um diálogo sempre justo entre as exigências terapêuticas e as necessidades da criança, graças sobretudo a um ambiente criado para essa criança em um centro onde é bom viver.

Perdriolle é também dotado de um senso crítico agudo que o leva a reconsiderar tudo à luz da experiência. Este livro representa a concretização de extensas pesquisas, de observa-

---

* Professor da Clínica de Cirurgia Ortopédica e Reparadora CHU. Montpellier.

ções, de experiências e de reflexões numerosas e repetidas. Abre um novo caminho na apreensão da escoliose.

A vértebra escoliótica é estudada sob todos os seus ângulos, e Perdriolle nos traz conclusões práticas interessantes:

* o prognóstico de gravidade pode ser avaliado pela importância do deslocamento vertebral inicial em rotação-torção;
* a evolução em cifoscoliose deve ser considerada "paradoxal"; com efeito, na incidência radiográfica seletiva, nota-se que cada vértebra está em extensão em relação às duas vértebras vizinhas, o que explica a evolução em dorso cavo e dorso retificado;
* o tratamento ortopédico realizado no Centro Maguelone só reconhece como sendo de confiança o de rotação, considerando como nefasta uma forte tração ou uma forte pressão sobre o ápice da curvatura.

A leitura deste trabalho mostra que a abordagem de todos esses problemas referentes à escoliose é realizada com uma unidade de visão, mesmo que o rigor dos dados pareça às vezes árido.

O leitor só poderá ficar perturbado e abalado pelo acúmulo de constatações expostas por René Perdriolle para sustentar as teorias novas que ele defende. Este livro representa então uma base formidável para a reflexão e um ponto de partida para uma nova e original pesquisa sobre a escoliose.

PRÓLOGO

No decorrer destes últimos trinta anos, o conhecimento, e mais particularmente o tratamento, das escolioses evoluiu muito.

O Doutor P. Stagnara, em Lyon, teve a bondade de nos chamar para participar da criação da Fundação Livet e do Centre des Massues, e aí nos confiar responsabilidades.

Foi no decorrer destes quinze anos que adquirimos nossos conhecimentos graças à competência, à intuição do Doutor Stagnara e ao seu excepcional valor humano. Ele ocupa um lugar preponderante no domínio do tratamento e do conhecimento da escoliose e sua experiência lhe permitiu aperfeiçoar o tratamento dessa enfermidade.

Continuamos a desenvolver nossos conhecimentos, criando o Centro de Ortopedia Maguelone em Montpellier, onde nos beneficiamos, junto do Professor Vidal, de sua mente aberta, de sua capacidade de perceber o essencial e de seu dinamismo. Essas qualidades, associadas a uma grande sensibilidade, fizeram dele um guia.

A competência e a confiança deles foram determinantes para a realização deste trabalho.

Os progressos efetuados no domínio da escoliose permitiram diagnosticá-la mais precocemente e pôr em ação tratamentos ortopédicos que levam a resultados muito positivos. Uma pequena porcentagem de escoliose idiopática apresenta ainda maiores dificuldades.

Esses resultados podem ser melhorados, mas, em razão das modificações anatômicas das vértebras, parece que o limite desses resultados está perto de ser alcançado.

O maior inconveniente desses tratamentos é o uso prolongado de um aparelhamento.

Parece-nos então necessário ultrapassar esses limites e esse inconveniente.

Para chegar a isso, julgamos que o progresso não está mais ligado ao tratamento de redução-contenção, mas será talvez função de um conhecimento mais profundo da escoliose e de uma ação no local inicial da lesão ou diretamente sobre a causa.

É por isso que orientamos os nossos trabalhos para pesquisas anatomopatológicas e biomecânicas.

Esses trabalhos resultam de observações suficientemente elaboradas para que sejam publicados. Todavia, devem ser desenvolvidos para medir sua importância e seus limites, sua incidência terapêutica e uma possibilidade de diagnóstico ainda mais precoce.

Este trabalho pôde ser prosseguido graças ao Doutor Queneau e ao Doutor Fauchet, que, por benevolência e convicção do interesse de tal estudo, tiveram um papel determinante.

Beneficiamo-nos:

* do excepcional espírito de análise, de síntese e dos conhecimentos universais do Doutor QUENEAU;
* junto do Doutor FAUCHET, de seu rigor científico e de sua curiosidade em aprofundar e ultrapassar a fase dos conhecimentos atuais no campo da escoliose.

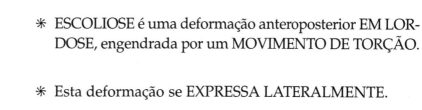

* ESCOLIOSE é uma deformação anteroposterior EM LORDOSE, engendrada por um MOVIMENTO DE TORÇÃO.

* Esta deformação se EXPRESSA LATERALMENTE.

* É uma curva reversa*.

---

* Em francês, *courbe gauche*, que, traduzido ao pé da letra, seria curva esquerda, o que nada significa neste contexto. No entanto, na página 73 desta tradução encontramos o seguinte: "Constatamos que, geometricamente, a figura descrita por uma coluna escoliótica é uma curva reversa. Uma curva reversa se desenvolve no espaço, ao contrário de uma curva plana, que só se desenvolve sobre um plano, como é o caso da cifose ou da inclinação lateral". Ora, existe em matemática uma expressão que define precisamente o que o autor quis dizer: curva reversa, que seria uma curva que não está contida em um plano do espaço. Em contato pessoal com o autor, expliquei a dificuldade de tradução e pedi permissão para utilizar essa expressão matemática, permissão essa que me foi concedida. (N. da T.)

Primeira parte

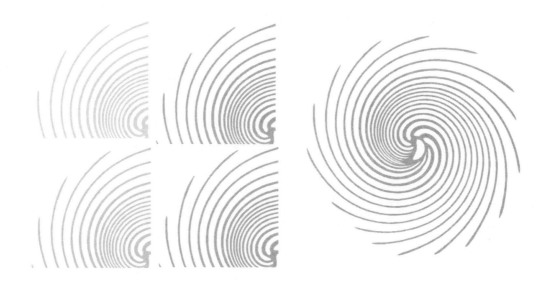

A escoliose

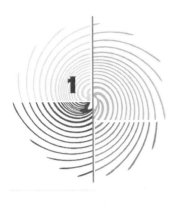

CONCEITOS IMPORTANTES

Definição

Escoliose é uma curva que se desenvolve no espaço e se deve a um movimento de torção generalizado de toda a coluna. Esse movimento é produzido por uma perturbação localizada que origina uma ruptura do equilíbrio raquidiano.

O movimento de torção cria um dorso cavo e o faz parecer-se como uma deformação lateral. A seguir, esse dorso cavo será projetado posteriormente na medida em que houver piora da curvatura, criando uma cifose paradoxal.

* Todas as vértebras estão em extensão umas em relação às outras. Os espaços intervertebrais abrem-se para a frente.
* Elas originam igualmente um movimento com inclinação lateral.
* No plano axial, as vértebras efetuam um deslocamento.

Rotação específica e torção

No plano axial, as vértebras efetuam um deslocamento devido a dois movimentos distintos:
* rotação específica é uma rotação intervertebral que se situa em um plano;
* torção é um movimento que se efetua no espaço.

Entretanto, a projeção radiográfica de ambas dá uma imagem idêntica.

Rotação específica

Para as escolioses idiopáticas de forma torácica:
* A amplitude da rotação intervertebral é aumentada, é patológica.

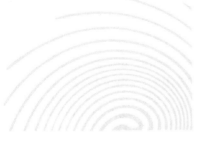

✳ Estão geralmente localizadas na parte superior da curvatura maior, ou seja, em D5 - D6 - D7. São limitadas a essas três vértebras ou a duas dentre elas, D5 - D6 ou D6 - D7.
✳ Elas formam um bloco (a mobilidade entre elas é quase nula).

Elas seriam a sede da lesão inicial.

Nós as consideramos como a rotação específica.

Para as formas lombares e em S: na radiografia, existe uma imagem de má posição de L5 ou S1. Essa imagem pode ser devida a uma anomalia transicional. Se esta não puder ser evidenciada, poderia tratar-se de um fenômeno intra-ósseo.

Torção

A lesão denominada rotação específica tende a causar um deslocamento de todo o segmento raquidiano sobrejacente.

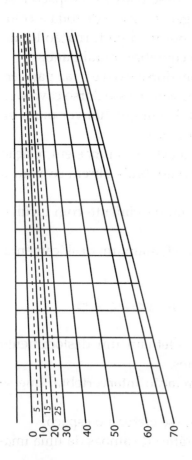

Instrumento de medida criado pelo autor.

A cintura escapular tem um papel de constante de reequilíbrio*. Na realidade, para se manter em sua orientação fisiológica, ela exercerá uma força oposta. Esta se traduzirá por uma força de torção que será transmitida a toda a coluna. A deformação escoliótica é assim constituída.

A coluna efetuará deslocamentos no plano axial graças a movimentos intervertebrais combinados em extensão e inclinação lateral.

A curvatura fisiológica em cifase será invertida e a lordose aumentará. Um dorso cavo será assim constituído.

Cálculo do ângulo de rotação específica e de torção

A rotação específica e a torção são avaliadas pela medida de seus respectivos ângulos. A máxima torção é registrada nas vértebras-ápice e calculada por uma radiografia de frente padrão a partir da visualização do corte do pedículo do lado convexo.

O valor desse ângulo é avaliado com um *torciômetro* que permite uma leitura direta**. O ângulo de torção, para as escolioses idiopáticas torácicas, é igual ao da rotação específica.

---

* Em francês, *constante de rappel* – constante de chamada. Como se vê a seguir, trata-se de um papel de ponto fixo. Constante de reequilíbrio é um termo intermediário que parece mais adequado. (N. da T.)

** Originalmente, esse torciômetro era o esquema acima reproduzido em uma peça de plástico transparente. Com um xérox dessa mesma imagem feito em folha transparente pode-se conseguir o mesmo resultado. (N. da T.)

Por conseguinte, a medida do ângulo de torção, na altura das vértebras-ápice, permitirá determinar diretamente o ângulo de rotação específica.

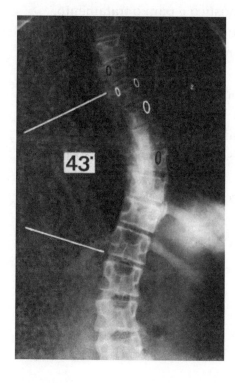

Medida dos ângulos de rotação específica e de torção.

A. Vértebra sobrejacente à vértebra-limite.
B. Vértebra subjacente à vértebra-limite.
C. Vértebra-ápice.

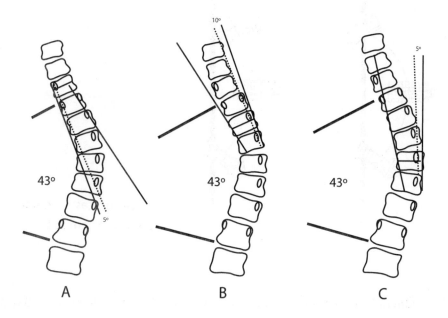

Classificação das escolioses idiopáticas segundo sua forma

* A localização da curvatura é determinante para o prognóstico e para o tratamento.
* São identificadas pela posição de suas vértebras-limite e de sua vértebra-ápice no plano frontal. Elas se projetam do lado da convexidade, lateralmente em relação ao eixo de simetria.
* Inspiramo-nos na classificação de Ponseti* e distinguimos:
    * curvaturas maiores únicas: são as formas torácicas ou lombares. As curvaturas toracolombares foram assimiladas seja a formas torácicas baixas ou a formas lombares altas, de acordo com o fato de a rotação específica situar-se na parte superior ou inferior dessa curvatura;
    * curvaturas em S: para estas curvaturas só a vértebra comum às duas curvaturas maiores se projeta sobre o eixo de simetria.

Nas curvaturas concomitantes, as vértebras-limite e ápice se projetam sobre o eixo de simetria.

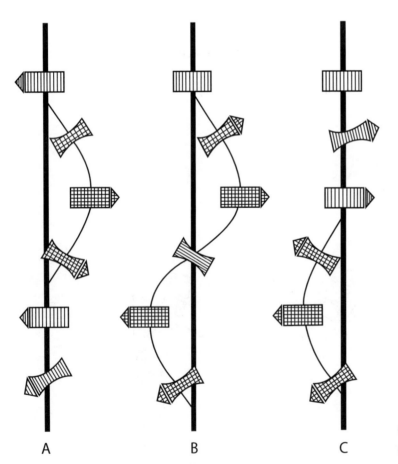

Curvas únicas: A. dorsal; C. lombar.
Curvaturas em S: B.

---

* Ponseti I. V., Friedman H. Prognosis in idiopathic scoliosis. *J. Bone Joint Surg.* 32-A: 381-395, 1950.

Prognóstico das escolioses idiopáticas de forma torácica

É estabelecido pelo valor do ângulo da rotação específica, isto é, a soma dos ângulos de rotação das vértebras adjacentes à vértebra neutra superior da curvatura torácica. E isto, qualquer que seja a idade da criança na ocasião do aparecimento da deformidade escoliótica, visto que a rotação específica é pouco evolutiva.

Relação entre o ângulo de torção e o ângulo terminal, qualquer que seja a idade da criança por ocasião do aparecimento da escoliose

Número de prontuários utilizados	Número de articulações abrangidas pela rotação intervertebral	Idade de manifestação	Ângulo inicial de rotação específica Risser = 0	Ângulo terminal da curvatura dorsal Risser = 5
80	1 ou 2	indiferente	< 8°	< 35°
30	2	indiferente	7° a 12°	30° a 50°
25	2	< 12 anos	12° a 30°	50° a 110°
25	2	< 8 anos	> 30°	> 110°

Etiologia

Da ruptura do equilíbrio raquidiano

Seja de causa:
* Conhecida (paralítica etc.);
  * não evolutivas (malformativas etc.);
  * evolutivas (miopatia etc.).
* Desconhecida (idiopática etc.).

Da deformação escoliótica

Todas as curvaturas escolióticas têm como origem uma ruptura do equilíbrio raquidiano.
Durante o crescimento, qualquer ruptura desse equilíbrio produzirá os mesmos efeitos, qualquer que seja sua etiologia.

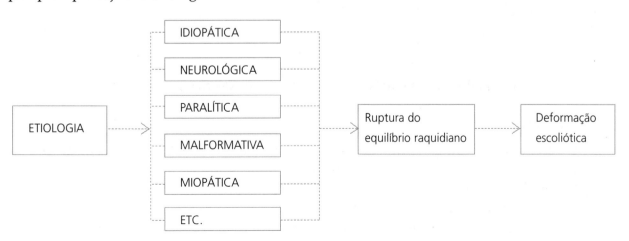

Diagnóstico

Clínico

* ❊ Sinal de comprovação: o dorso cavo.
* ❊ Sinais de referências eventuais:
  * ✳ desequilíbrio dos ombros;
  * ✳ descolamento unilateral de uma escápula para as formas torácicas e em S;
  * ✳ desequilíbrio do triângulo da cintura causado pelo retraimento de uma crista ilíaca e proeminência da outra (denominada comumente em francês "quadril largo").
* ❊ Sinais constantes: existência de curvatura e de gibosidade.

Radiológico

Uma radiografia do plano frontal tomada em posição em pé permite evidenciar e avaliar a deformação, assim como os deslocamentos vertebrais no plano axial.

Diferencial

A atitude escoliótica: na radiografia em decúbito dorsal, as eventuais rotação-torção e curvatura visíveis na radiografia feita em posição em pé desaparecem.

Na radiografia em decúbito dorsal:
* ❊ Para as escolioses idiopáticas:
  * ✳ de forma torácica: a persistência de rotação-torção é determinante;
  * ✳ de forma lombar e em S: para um ângulo de curvatura inferior a 15°, pode haver uma ausência aparente de rotação-torção.
* ❊ Para as escolioses de etiologia conhecida, em particular as paralíticas antes de 20°, a rotação-torção pode não aparecer em tais incidências.

Na escoliose estrutural, essa radiografia mostra em particular a persistência da rotação-torção e das curvaturas.

Anatomia patológica

As curvaturas e hemicurvaturas

Uma curva no espaço projeta curvaturas e hemicurvaturas nos planos frontal e sagital.

Definições

* ❊ A vértebra-ápice (ou do vértice) é a vértebra mais excêntrica (ou espirrada) do eixo de simetria da curvatura. É quase horizontal.
* ❊ As vértebras-limite são:
  * ✳ aquelas situadas entre duas curvaturas;
  * ✳ as mais inclinadas em relação à horizontal;

* em número de duas em uma curvatura;
* única em uma hemicurvatura. A outra vértebra-limite é horizontal e se confunde com a vértebra-ápice.
* As curvaturas são estruturais quando abrangem vértebras que sofreram uma modificação de sua forma. Essas curvaturas são irredutíveis.

Curvatura maior

É delimitada por uma curvatura ou hemicurvatura sobre e subjacente.

Na escoliose idiopática torácica, a rotação específica está situada na junção da curvatura maior e da curvatura sobrejacente. Esta última é igualmente irredutível.

Curvatura ou hemicurvatura concomitante

São sobre e subjacentes à curvatura maior. Tornam-se secundariamente estruturais e irredutíveis em função do valor do ângulo da curvatura.

As deformações torácicas

A modificação da orientação das vértebras no plano axial tem como efeito modificar a orientação fisiológica das articulações costovertebrais:
* do lado da convexidade: elas se projetam posteriormente, criando uma gibosidade posterior;
* do lado da concavidade: elas se projetam anteriormente, criando uma depressão.

Devido à constituição das curvaturas (nos planos sagital e frontal) o esterno se abaixa.

A relação entre as inserções anteriores e posteriores das costelas é então modificada.

Aparece uma verticalização costal, quase equivalente para os dois hemitórax:
* do lado da convexidade, a partir do ângulo posterior das costelas, um movimento de torção é transmitido à costela;
* do lado da concavidade, constata-se o mesmo fenômeno de torção da costela. Ele se efetua sobre o segmento anterolateral.

Mobilidade e irredutibilidade das curvaturas

Mobilidade

O valor da mobilidade é obtido pela diferença entre o ângulo inicial e o ângulo calculado por ocasião do *bending test* em decúbito dorsal em inclinação máxima do lado da convexidade da curvatura em questão.

IRREDUTIBILIDADE

A irredutibilidade da curvatura é devida à modificação da forma das vértebras. Os movimentos intervertebrais se efetuam conforme o eixo das vértebras (que se tornou oblíquo em relação ao eixo corporal). A sobreposição das vértebras não pode mais ocorrer de forma ereta, qualquer que seja a amplitude intervertebral fisiológica.

Constatamos então que as escolioses, em particular as idiopáticas, têm uma amplitude intervertebral fisiológica, até o fim do crescimento ósseo. Elas são flexíveis. A irredutibilidade é devida à modificação de forma das vértebras.

OS COMPONENTES

A escoliose é constituída por desvios da coluna nos três planos do espaço: são os componentes dessa deformação.

PLANO AXIAL

Observamos:
* A rotação específica.
* A torção generalizada. Em uma radiografia de face padrão, ela ocorre em todas as vértebras que apresentam uma modificação de sua orientação no plano axial, exceto naquelas da rotação específica. Ela se efetua graças a movimentos combinados (em extensão e inclinação lateral).

PLANO SAGITAL

* As vértebras estão todas em extensão de D3 a L5 desde que a escoliose se constitui.
* O estudo sucessivo de perfil de todas essas vértebras nos permitiu efetuar um desenvolvimento analítico. Este mostra que elas descrevem uma curva única de S1 à parte superior da curvatura concomitante sobrejacente, inclusive no caso de cifoscoliose*.

PLANO FRONTAL

Neste, ocorrem inclinações intervertebrais que, associadas à componente anteroposterior, obrigam a coluna a descrever uma curvatura de convexidade oposta.

A projeção radiográfica da componente anteroposterior dará uma falsa imagem de deformação lateral nesse plano frontal por causa da torção.

---

* Estudo sucessivo de perfil e desenvolvimento analítico são conceitos que serão posteriormente definidos.

Evolução das componentes e modificações morfológicas do tórax e da coluna

Os componentes

Plano axial

Para as escolioses idiopáticas de forma torácica, e seja qual for a agravação do ângulo de curvatura:

* A rotação intervertebral específica é pouco evolutiva. Nos casos extremos ela aumenta 40%.
* A torção tem igualmente uma evolução de fraca importância, determinada pela rotação específica.

Plano sagital

Quando o ângulo da curvatura for inferior a 35°, o valor do componente anteroposterior representará 80% do desvio. Sua agravação é proporcional àquela da curvatura.

Seu valor será no mínimo de 50% para ângulos de curvatura superior a 80°.

Plano frontal

O componente lateral é de 20% no máximo para curvaturas de ângulo inferior a 35°.

Sua agravação é proporcional àquela do ângulo de curvatura.

Seu valor será no máximo de 50% para curvaturas de um ângulo superior a 80°.

Da morfologia do tórax e da coluna

A gibosidade

A gibosidade propriamente dita, representada pela projeção posterior das costelas do lado da convexidade, aumenta proporcionalmente à torção. É, então, de fraca evolução. É essencialmente sua forma que se modifica. Tende a se tornar angular.

A depressão do lado da concavidade é evolutiva. Aumenta proporcionalmente em função da agravação do ângulo do desvio escoliótico.

O ponto máximo dessa depressão está situado inicialmente em um ponto simétrico ao máximo da gibosidade em relação à vértebra-ápice ou uma de suas adjacentes. Quando da agravação, ele situa-se fora do centro e se abaixa em relação às vértebras-ápice.

A morfologia raquidiana

Morfologicamente, as crianças portadoras de uma escoliose de um ângulo de curvatura:

* inferior a 50° têm o dorso cavo;
* superior a 80° têm cifose paradoxal.

Explicamos assim essas modificações morfológicas sob a ação da torção:

* a componente no plano sagital em extensão (dorso cavo) faz aparecer em um primeiro tempo essa deformação anteroposterior como uma deformação lateral.
* a componente lateral, quando agravada, faz aparecer paradoxalmente esse desvio como uma deformação anteroposterior em cifose.

Esses fenômenos são inteiramente devidos à modificação da orientação das vértebras.

PROCESSO EVOLUTIVO

* Desde sua constituição, todas as escolioses são evolutivas.
* Seu potencial evolutivo é variável. É função do valor da rotação específica.
* Qualquer que seja a etiologia, uma curvatura escoliótica constituída será submetida ao mesmo processo evolutivo.

ARCO NEURAL

Em função das compressões devidas às componentes nos planos sagital e frontal, as pressões intervertebrais estão essencialmente localizadas no pilar articular situado na concavidade.

Seu crescimento é perturbado, sua forma modificada. O mesmo acontece com o hemiarco neural côncavo que sofre um desvio. Os dois hemiarcos neurais tornam-se assimétricos. A posição ereta da coluna não é mais possível. A curvatura maior é irredutível.

DISCAL

Desde que a escoliose se constitui, as vértebras ficam em inclinação lateral e em extensão, qualquer que seja a posição da criança. As alternâncias dos movimentos intervertebrais tornam-se impossíveis. As compressões sobre o disco são permanentes.

Sua vascularização é perturbada. Ele sofre modificações físico-químicas que aceleram sua degeneração. Torna-se cada vez menos funcional.

VERTEBRAL

Como o disco reparte mal as pressões, as forças se exercem diretamente sobre os ossos, com a maior pressão atuando na direção do pilar articular côncavo. Elas são assimétricas.

O crescimento vertebral é limitado no ponto máximo onde se exercem essas forças, enquanto o ponto diametralmente oposto da vértebra tem um crescimento quase fisiológico. A vértebra torna-se cuneiforme.

A assimetria entre os dois arcos neurais aumenta. Por conseguinte, as compressões permanentes sobre o disco aumentam, acelerando sua degeneração. Constitui-se assim um círculo vicioso.

Sede da evolução

Desde sua constituição, e até um ângulo de 30°, as curvaturas escolióticas são principalmente formadas pela inclinação das vértebras entre elas. Este fenômeno é intervertebral.

Em um segundo tempo, o agravamento da curvatura escoliótica é devido principalmente à modificação da forma das três vértebras-ápice. Elas tendem a se tornar "cuneiformes".

Fatores agravantes

Vários fatores são suscetíveis de agravar uma escoliose:

* as contrações musculares ativas dos músculos do tronco, quando são intensas;
* a hipotonia muscular.

Esses fatores têm o efeito de aumentar as compressões articulares.

Segunda parte

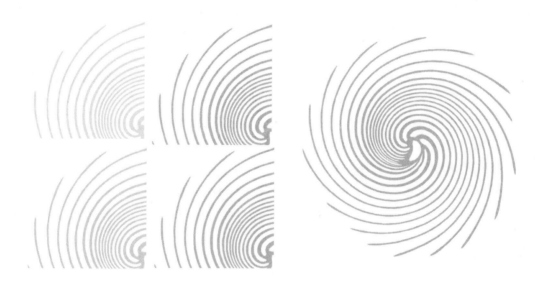

ESTUDO
TRIDIMENSIONAL

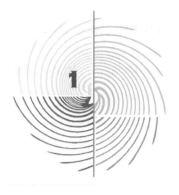

CLASSIFICAÇÃO DAS ESCOLIOSES IDIOPÁTICAS SEGUNDO SUA FORMA

Uma classificação rigorosa parece indispensável. Conservamos a de Ponseti, utilizando, todavia, critérios diferentes.

O prognóstico e o comportamento terapêutico são determinados:

* pela sede da lesão que induz a forma da curvatura;
* pelo valor do ângulo de rotação-torção.

Uma coluna escoliótica é composta de *curvaturas maiores*, *curvaturas* e hemicurvaturas concomitantes*. As curvaturas e hemicurvaturas se definem pela posição de suas vértebras-limite na horizontal.

* *A curvatura*: suas duas vértebras-limite sofrem uma inclinação máxima, em sentido oposto, em relação à horizontal. Geralmente, as curvaturas são em número de uma ou duas.
* *A hemicurvatura*: uma só vértebra-limite está inclinada em relação à horizontal, a outra é quase horizontal**.

As curvaturas maiores e as curvaturas concomitantes são definidas pela posição de suas vértebras-limite e de suas vértebras-ápice em relação a um eixo de referência.

O eixo de referência, na radiografia, é determinado por duas referências:

* No nível superior: se a coluna cervical estiver em posição reta no plano frontal, é o ponto mediano de C7;

---

* A curvatura maior e suas curvaturas adjacentes se constituem simultaneamente, parece-nos mais exato denominar de curvaturas concomitantes as curvaturas menores.

** As hemicurvaturas são adjacentes às curvaturas. Estão situadas nas extremidades da coluna. Quando se agrava a curvatura torácica, a hemicurvatura lombar se transforma geralmente em uma curvatura.

✳ No nível inferior: é o meio do sacro, levando em consideração a rotação eventual da bacia.

Do ponto de vista prático, é suficiente tomar dois pontos simétricos sobre cada crista ilíaca e juntá-los; o meio do segmento obtido constitui o ponto fixo inferior*.

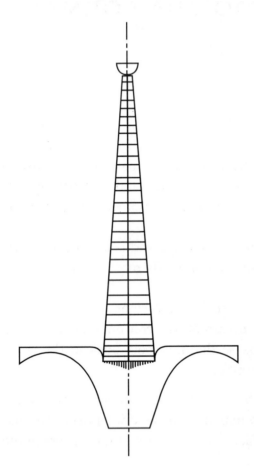

Eixo de referência correspondente ao eixo de simetria.

AS CURVATURAS ÚNICAS

As vértebras-limite e a vértebra-ápice da curvatura estão desviadas em relação ao eixo de referência. Estão situadas do lado da convexidade da curvatura. Essas vértebras-limite são comuns às curvaturas adjacentes.

A outra vértebra-limite e a vértebra-ápice de cada curvatura concomitante se projetam sobre o eixo de referência.

✳ As formas torácicas**;
✳ As formas lombares;
✳ As formas toracolombares.

---

* Na realidade, qualquer que seja a rotação da bacia, a mediatriz entre esses dois pontos permanece inalterada (teorema de Tales).

** Não é consenso que a forma dorsal seja uma curva maior única (ver página 58). Trabalhos posteriores tenderão provavelmente a considerá-la uma curva em S.

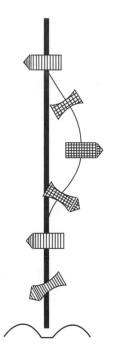 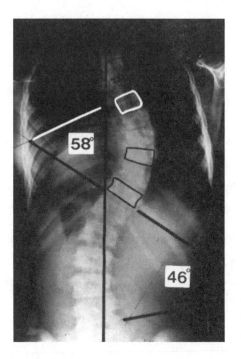

Formas torácicas: situação das vértebras-limite e ápice em relação ao eixo de referência.

Notamos curvaturas únicas toracolombares de raio grande e curto. A sede da lesão nessas formas está situada tanto na parte superior, quanto na parte inferior da curvatura. Por isso, não pudemos obter um grupo homogêneo e então as assimilamos às formas torácicas ou lombares em função da sede da lesão.

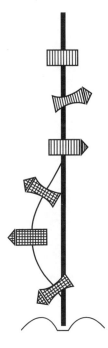 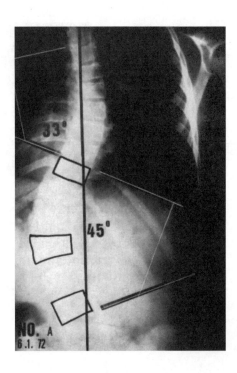

Formas lombares: situação das vértebras-limite e ápice em relação ao eixo de referência.

AS CURVATURAS EM S

Características dessas curvaturas:
✳ Quatro vértebras têm uma posição idêntica àquela encontrada nas curvaturas únicas. Trata-se de:
  * a vértebra-limite superior e a vértebra-ápice da curvatura torácica;
  * a vértebra-limite inferior e a vértebra-ápice da curvatura lombar.

Essas vértebras se projetam lateralmente de um lado e de outro do eixo de referência.
✳ A vértebra-limite comum às duas curvaturas se projeta sobre o eixo de referência.
✳ A comparação dos ângulos de cada curvatura permitiu constatar duas possibilidades:
  * equivalência dos dois ângulos;
  * desigualdade dos ângulos: o da curvatura torácica podendo ser superior ou inferior ao da curvatura lombar.
✳ Sua identificação:
  < 35°:
  * é evidente se os ângulos das duas curvaturas são aproximadamente iguais;
  * mais difícil se a diferença entre os ângulos das duas curvaturas é superior a 6°.
  > 35°: a identificação é fácil qualquer que seja o valor dos dois ângulos.

O estudo da evolução espontânea dessas formas nos permitiu constatar que permaneciam inalteradas. Podemos ter uma impressão de mudança de forma quando há de início uma desigualdade angular entre as duas curvaturas e essa se inverte por ocasião da agravação.

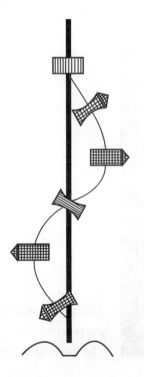
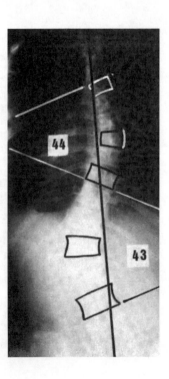

CLASSIFICAÇÃO DAS ESCOLIOSES IDIOPÁTICAS SEGUNDO SUA FORMA | 41

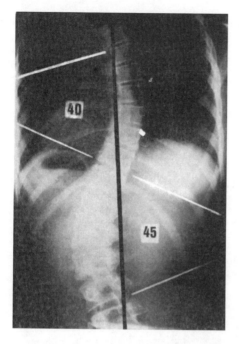 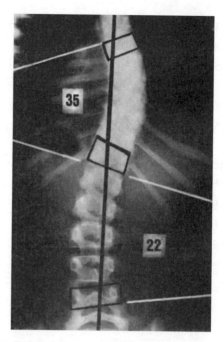

Formas em S: situação das vértebras-limite e ápice em relação ao eixo de referência qualquer que seja o valor dos ângulos de curvatura.

A avaliação de 215 dossiês deu-nos a seguinte distribuição:

	95% de formas definidas			5% de formas indeterminadas
	Curvaturas únicas		Curvaturas em S	Curvaturas de forma indeterminada
	torácicas	lombares		
Número de dossiês	73	35	94	13
Porcentagem	34%	16%	45%	5%

Como as curvaturas tríplices eram em pequeno número, não foram objeto de um estudo particular. O valor do ângulo das curvaturas era geralmente de fraca importância (inferior a 40°).

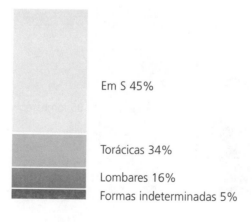

Distribuição das escolioses idiopáticas segundo sua forma.

A utilização desses critérios nos levou a fazer uma retificação bastante substancial da classificação feita previamente.

Assim, no que diz respeito às escolioses de forma:

Torácicas

Enumeramos 73. Previamente:
* 57 entre elas eram identificadas como formas torácicas;
* 9 toracolombares;
* 6 lombares;
* 1 em S.

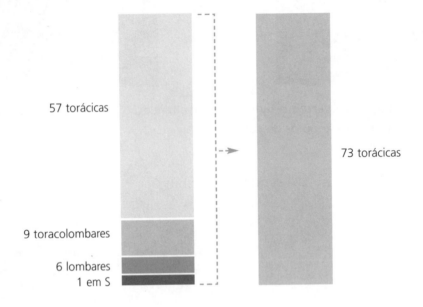

Lombares

Identificamos 35. Entre estas:
* 23 já estavam classificadas nas escolioses lombares;
* 10 nas toracolombares;
* 2 nas em S.

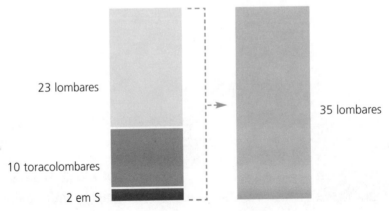

Combinadas

São em número de 94:
* 40 eram assim consideradas;
* 34 haviam sido confundidas como forma torácica;
* 11 toracolombares;
* 9 lombares.

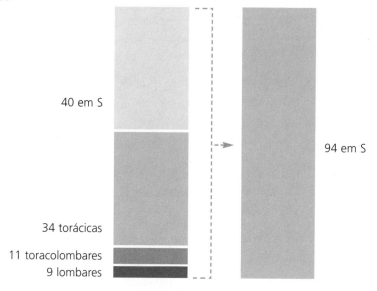

Incidência terapêutica

Para as terapêuticas ortopédicas e para a escolha dos aparelhos, o efeito redutor deve ser aplicado unicamente sobre a curva maior.

Conclusão: a forma de uma escoliose idiopática é determinada pela situação das vértebras-limite e ápice em relação a um eixo de referência.

Existem:
* as formas de curvatura única, torácica ou lombar;
* as formas em S.

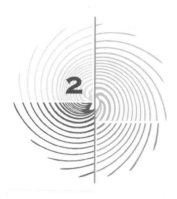

ESTUDO DA CURVATURA NO PLANO FRONTAL DA CRIANÇA

Modificação da direção dos movimentos das vértebras-ápice

As vértebras-ápice têm sua orientação modificada por causa da rotação-torção. Assim, quando a criança executar um movimento em dado plano, os movimentos intervertebrais dessas vértebras ocorrerão em um plano intermediário entre o sagital e o frontal. Este será função do ângulo de rotação-torção. O mesmo acontece para a projeção de uma incidência radiográfica.

Exemplo: Em uma criança escoliótica cujo ângulo de rotação-torção das vértebras-ápice é de 90°, constatamos que:

✳ No que diz respeito aos movimentos intervertebrais:

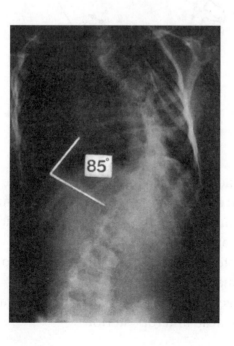

* O movimento de flexão ou extensão no plano sagital corresponde a um movimento de inclinação lateral no plano frontal das vértebras-ápice.
* Reciprocamente, quando a criança executa um movimento em inclinação lateral, as vértebras-ápice executam um movimento de extensão ou flexão.

Neste exemplo, constatamos que os movimentos efetuados pela criança se produzem no plano ortogonal nas vértebras-ápice.

* No que se refere à projeção radiográfica: as vértebras-ápice aparecem:
  * de perfil em uma incidência radiográfica de frente;
  * de frente em uma incidência radiográfica de perfil.

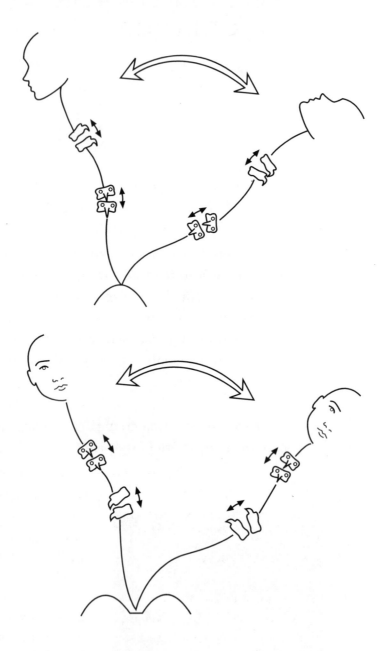

Para as curvaturas de um ângulo de rotação inferior a 90°, o que é geralmente o caso, o processo é idêntico. Os movimentos se efetuam em um plano intermediário que é função do ângulo de rotação-torção. O mesmo acontece para a projeção de uma incidência radiográfica.

Por outro lado, podemos constatar que:
* Uma deformação anteroposterior associada a um movimento de rotação-torção de 90° aparecerá como uma deformação lateral.
* Inversamente, uma deformação lateral associada a uma rotação-torção de mesmo valor aparecerá como uma deformação anteroposterior.

Observações

Essas constatações nos levaram a fazer dois estudos distintos da análise dos movimentos:
* estudo global dos deslocamentos vertebrais no plano frontal da criança;
* estudo no plano frontal ou sagital de cada vértebra.

Mobilidade da curvatura

Introdução

Para esse estudo, procuramos as amplitudes máximas da coluna, isto é, as variações de ângulo que se efetuam no plano frontal da criança. Correspondem a inclinações laterais direita e esquerda*.

As inclinações do lado da convexidade da curvatura (isto é, na direção de sua abertura) induzem movimentos de correção, aquelas do lado da concavidade (isto é, na direção do fechamento) induzem movimentos de agravação. Durante os movimentos de grande amplitude no plano frontal, o número de vértebras que constituem a curvatura pode aumentar ou diminuir.

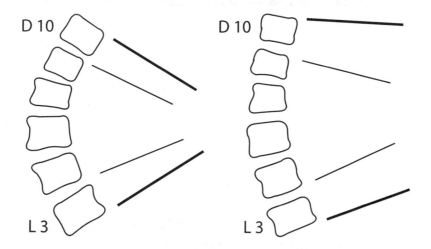

Mudança das vértebras-limite após redução.

O comprimento da curvatura pode variar. Pode diminuir por ocasião dos movimentos de correção e aumentar por ocasião dos movimentos de agravação.

As vértebras-limite podem não mais corresponder àquelas da incidência radiográfica de frente padrão. Em conseqüência, nós as assinalamos para cada radiografia. Assim, os cálculos foram mais objetivos e rigorosos.

---

* Trata-se da amplitude de um movimento combinado que varia conforme o ângulo de torção das vértebras que consideramos.

* Os movimentos passivos estudados são máximos e indolores. Nunca devem ser efetuados com força;
* A criança é colocada em decúbito dorsal*;
* Esta posição corresponde àquela descrita para a pesquisa do *bending test**.

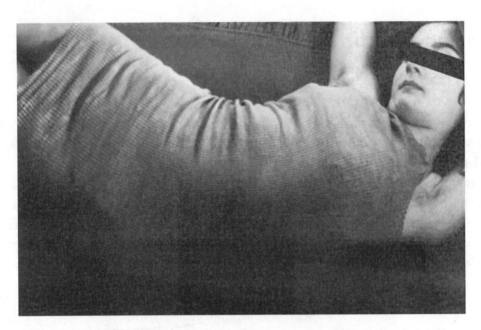

Posição da criança por ocasião do *bending test*.

Fazemos uma radiografia na inclinação máxima do lado das convexidades de cada curvatura e calculamos o ângulo da curvatura pelo método de Cobb***.

COMPARAÇÃO DOS ÂNGULOS DA CURVATURA POR OCASIÃO DOS *BENDING TESTS* DIREITO E ESQUERDO

Para os dossiês estudados, os movimentos no sentido da correção (inclinação para a convexidade da curvatura) são muito mais amplos que no sentido da agravação (inclinação para a concavidade da curvatura). Assim:
* 80% da amplitude ocorre no sentido da correção;
* 20% da amplitude ocorre no sentido da agravação.

---

* Na posição de decúbito dorsal, contrariamente às mesmas incidências tomadas em posição em pé, a criança não se acha em posição instável que criaria contrações musculares.
** Não utilizamos nem as técnicas em suspensão nem os testes de redução. Essas técnicas empregam forças de redução, enquanto, por definição, a avaliação deve ser essencialmente passiva. Por outro lado, a aplicação de certas forças de redução pode originar dores na criança. Elas suscitariam reflexos musculares de defesa, e, por conseguinte, os resultados poderiam ser falsos.
*** Cobb J. R. *Outline for the study of scoliosis — In Instructional Course Lectures*. The American Academy of Orthopaedic Surgeons, v. 5, p. 261-75. Ann Arbor, J. W. Edwards, 1948 (ver p. 130).

A amplitude é, então, no sentido da correção, quatro vezes maior que no sentido da agravação.

Por outro lado:
* A variação observada no sentido da agravação é igual ou inferior a amplitudes fisiológicas;
* A variação observada no sentido da correção é superior a amplitudes fisiológicas.

Para esse estudo, utilizamos 100 dossiês de crianças escolióticas cujo ângulo de curvatura varia entre 35° e 55°, ou seja, um ângulo médio de 46°.

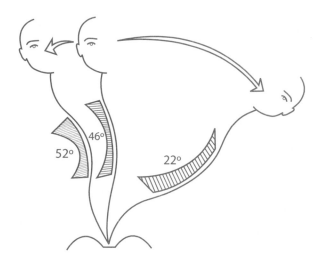

Variações do ângulo da curvatura torácica por ocasião das inclinações direita e esquerda.

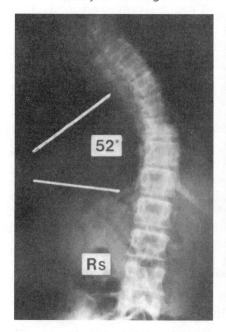 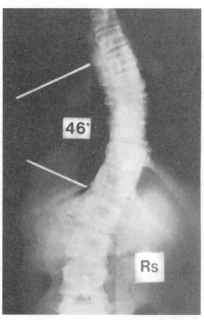 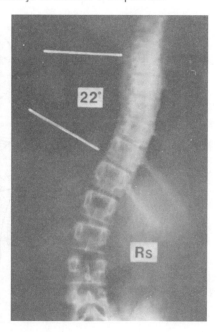

A análise das amplitudes obtidas por inclinações direita e esquerda mostra que:
* o ângulo médio de 46°:
  * passa então a 52° no momento da inclinação do lado da concavidade;
  * volta a 22° no momento da inclinação do lado da convexidade.
* A mobilidade total média é então de 30°: as variações máximas passam de 22° a 52°.

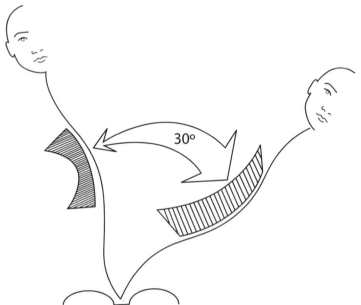

Amplitude total da curvatura expressa em graus.

* Essa amplitude passiva de 30° se decompõe do seguinte modo:
  * 6° do lado da concavidade;

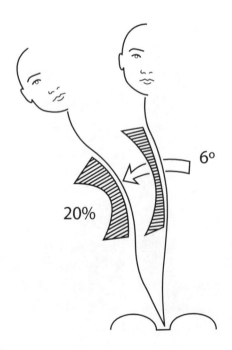

Variação da amplitude da curvatura expressa em porcentagem em relação à amplitude total, por ocasião das inclinações do lado da concavidade.

✳ 24° do lado da convexidade.

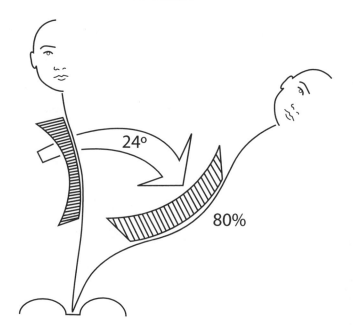

Variação da amplitude da curvatura expressa em porcentagem em relação à amplitude total, por ocasião das inclinações do lado da convexidade.

Segmentação da curvatura maior e mobilidade de cada segmento

Segmentação da curvatura maior

Uma curvatura escoliótica não é homogênea. Ela não se inscreve em um círculo.
É constituída por três segmentos:
✳ um *segmento-ápice* formado por três vértebras: a vértebra-ápice, sua vértebra sobre e subjacente;
✳ um *segmento superior* ao precedente abrangendo igualmente três vértebras: a vértebra-limite superior, sua sobre e subjacente;
✳ um *segmento inferior* constituído de três vértebras: a vértebra-limite inferior, sua sobre e subjacente.

São eles:
✳ de forma curva;
✳ de concavidade de mesma orientação;
✳ adjacentes;
✳ não sobrepostos.

Esse estudo foi feito mediante dossiês de escolioses idiopáticas torácicas cujo ângulo inicial da curvatura estava entre 30° e 145°. Para cada dossiê, utilizamos quatro incidências radiográficas:
✳ uma de frente padrão;
✳ uma em inclinação máxima direita e esquerda, feita em decúbito dorsal;
✳ uma de frente feita sob contenção gessada, após redução ortopédica da curvatura.

Estas incidências tiveram a finalidade de determinar se as curvaturas se inscreviam em um círculo.

Para isso, colocamos sobre cada vértebra dois pontos de referência medianos: um sobre o platô superior, o outro sobre o platô inferior de cada corpo vertebral.

Os resultados desse estudo levaram às seguintes observações:

* o conjunto dos pontos de referência escolhidos não se inscrevem em um círculo;
* somente os seis pontos que correspondem às vértebras-ápice podem ser inscritos em um círculo, e isso de modo constante, qualquer que seja a incidência estudada: as vértebras descrevem então uma fração de círculo.

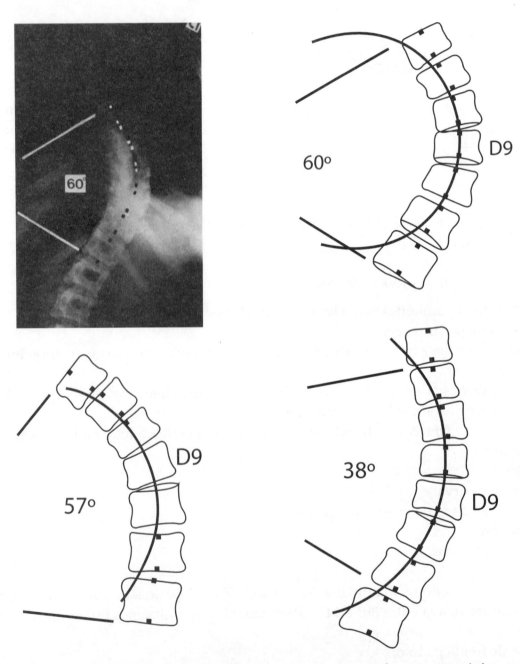

Evidência dos três segmentos da curvatura. Os seis pontos do segmento-ápice podem ser inscritos em um círculo.

Elas determinam um segmento da curvatura.

Essas constatações põem em evidência a existência de três segmentos: um ápice, um superior e um inferior.

Mobilidade de cada segmento

A mobilidade de uma curvatura escoliótica divide-se de modo diferente para cada segmento. É aproximadamente para o segmento:

* *Superior*, de 10%. É, portanto, rígido e se comporta como um bloco.
* *Mediano* (segmento-ápice), de 63%. O segmento é flexível: *a mobilidade global da curvatura se localiza essencialmente nesse nível*. Essas amplitudes são patológicas.
* *Inferior*, de 27%. Sua mobilidade é quase normal.

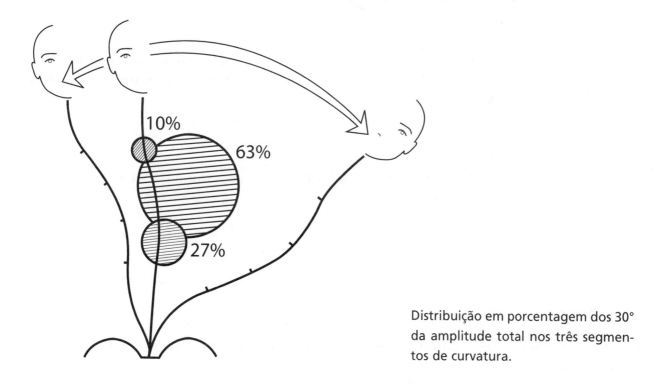

Distribuição em porcentagem dos 30° da amplitude total nos três segmentos de curvatura.

Analisamos os dossiês utilizados para o estudo da mobilidade global da curvatura.

Para cada dossiê radiográfico, escolhemos três incidências: a radiografia de frente padrão, e as duas em inclinação máxima direita e esquerda.

Para observar a mobilidade de cada segmento, procuramos para cada um deles o ângulo compreendido entre a reta que passa pelo platô superior da vértebra superior e a reta que passa pelo platô inferior da vértebra inferior.

Para uma curvatura de ângulo médio de 46°, a amplitude é de 30°. Ela se distribui do seguinte modo:

* no segmento superior, a amplitude é de 3°;
* no segmento mediano, ela é de 19°;
* no segmento inferior, ela é de 8°.

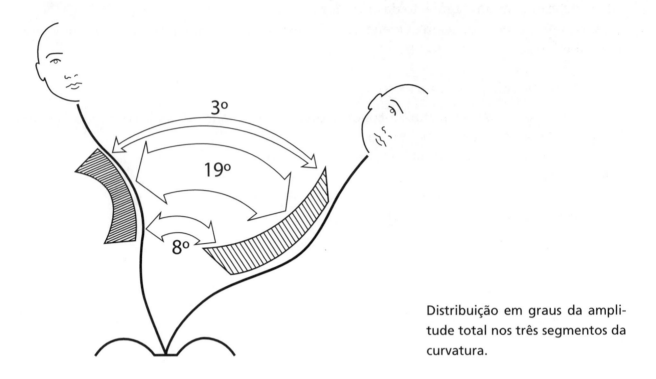

Distribuição em graus da amplitude total nos três segmentos da curvatura.

O estudo das curvaturas cujo ângulo é inferior a 30° e superior a 80° demonstrou aproximadamente as mesmas proporções.

Estudo da mobilidade intervertebral

Na curvatura maior

Esse estudo pôde ser realizado a partir dos dossiês utilizados para a análise das variações dos ângulos.

A variação angular entre a inclinação lateral do lado da concavidade e a radiografia inicial era de 6°. Abrangendo seis articulações, a mobilidade média por articulação é de 1°.

Essa amplitude é inferior às amplitudes fisiológicas.

A variação angular entre a inclinação lateral do lado da convexidade e a radiografia inicial era de 24°. Abrangendo cinco articulações, a mobilidade média por articulação é de 5°.

Essa amplitude é superior às amplitudes fisiológicas.

Procuramos, igualmente para ângulos diferentes, o número de vértebras inscritas na curvatura por ocasião da inclinação lateral do lado da convexidade.

Esse número aumenta, variando conforme o ângulo da curvatura.

Ângulo da curvatura	< 30°	30° a 60°	60° a 75°
Número de vértebras	3 - 4	4 - 5	5 - 6

A amplitude média por ocasião das inclinações do lado da convexidade é variável conforme a importância do ângulo da curvatura.

Ângulo médio inicial da curvatura	26°	44°	65°
Ângulo médio por articulação	3° 67	4° 49	5° 41

Para cada um desses grupos, esse estudo foi feito a partir de 20 dossiês.

OBSERVAÇÃO

O aumento dessas amplitudes é paradoxal.

A evolução dos diferentes componentes tem como efeito modificar a orientação das vértebras. Este fenômeno terá como conseqüência incorporar em um mesmo ângulo as inclinações laterais e os movimentos que se efetuam no plano anteroposterior.

Constatamos que a amplitude articular é quase constante nas escolioses de 20° a 80°.

NAS CURVATURAS CONCOMITANTES

Esse estudo nos permitiu estabelecer um quadro comparativo das amplitudes articulares das diferentes curvaturas em relação ao ângulo inicial médio da curvatura maior torácica.

Amplitude por articulação no sentido da correção para cada curvatura:

Ângulo médio inicial da curvatura torácica	26°	44°	65°
Sobrejacente	2° 3	3°	2° 52
Torácica	3° 67	4° 49	5° 41
Subjacente*	7°	8° 26	13° 8

Este quadro põe em evidência:

✳ a variação das amplitudes conforme o nível considerado e mais particularmente a constância da curvatura sobrejacente;

✳ os movimentos articulares na curvatura torácica e sua subjacente têm um valor quase fisiológico, até mesmo subnormal.

---

* O aumento da amplitude articular da curvatura concomitante subjacente deve-se possivelmente ao fato de que nas escolioses torácicas de ângulo médio de 26°, as vértebras lombares não sofrem nenhuma torção. Para as curvaturas de um ângulo médio de 65°, a torção prossegue até L4, L5. Ela incorpora também, em parte, o ângulo intervertebral devido aos movimentos em lordose no plano sagital.

FLEXIBILIDADE DA CURVATURA

Constatamos que as amplitudes intervertebrais no sentido da correção são quase fisiológicas; por conseguinte, poderíamos dizer que a curvatura escoliótica é flexível.

As curvaturas maiores torácicas, antes de Risser 5, são flexíveis.

Essa flexibilidade tende a aumentar por ocasião de seu agravamento.

Essas constatações são feitas a partir dos seguintes critérios:

* Consideramos que uma curvatura é flexível ou rígida quando o valor de seus movimentos intervertebrais obtidos no decorrer da avaliação articular passiva, por ocasião do *bending test*, for igual ou inferior ao valor fisiológico;
* A "flexibilidade" de uma coluna se expressa em porcentagem em relação ao ângulo inicial. Ora, esse modo de cálculo parece-nos origem de interpretação errônea dos resultados. O valor da correção espontânea é a diferença entre o ângulo medido na radiografia frontal padrão e o da radiografia em inclinação máxima do lado convexo.

O quadro abaixo evidencia a relatividade da apreciação da flexibilidade:

Ângulo médio torácico inicial	Correção espontânea	
	em porcentagem	em graus
26°	61	15,8
44°	52	22,5
65°	45	29,4

Constatamos então que uma curvatura escoliótica pode ser flexível sendo ao mesmo tempo irredutível. Neste caso, a irredutibilidade é devida a outro fenômeno e não a uma limitação das amplitudes intervertebrais.

A fim de evitar qualquer falsa interpretação, julgamos preferível expressar em porcentagem a irredutibilidade própria de cada curvatura.

O valor da irredutibilidade de uma curvatura é calculado a partir de seu ângulo residual por ocasião de um teste de redução.

Ângulo médio torácico inicial	Valor da irredutibilidade	
	Ângulo residual médio em graus	em porcentagem
26°	10,6	39
44°	21,5	48
65°	35,6	55

Este quadro mostra que a irredutibilidade cresce em função da agravação do ângulo da curvatura.

A noção da mobilidade de uma curvatura escoliótica é determinante para todas as técnicas denominadas de flexibilização, pois tornar flexível significa aumentar uma amplitude articular limitada e não mantê-la.

Qualquer técnica de flexibilização atinge seu objetivo quando o ganho de redução obtido é superior ao da correção espontânea, e isto qualquer que seja o seu valor.

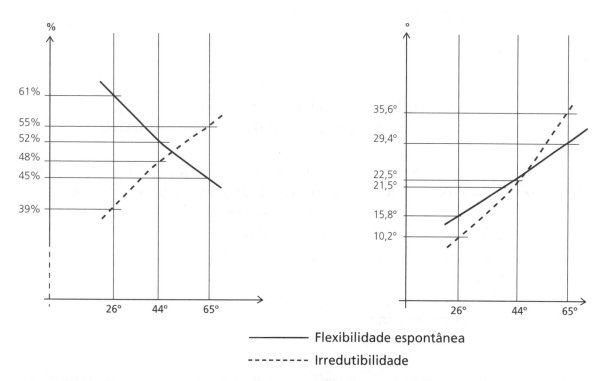

A irredutibilidade e a amplitude intervertebrais aumentam com o ângulo da curvatura. A irredutibilidade, expressa em porcentagem ou em graus, descreve uma curva ascendente. A amplitude intervertebral, considerada uma flexibilidade espontânea expressa em porcentagem, decresce e a expressa em graus cresce.
Essas observações são origem de confusão. Afirmar que uma escoliose se enrijece quando se agrava é uma noção a ser revista. Na realidade, é sua irredutibilidade que aumenta.

Irredutibilidade das curvaturas

Valor da irredutibilidade

A curvatura concomitante sobrejacente à curvatura maior

* É irredutível desde a constituição da curvatura escoliótica.
* O valor de sua irredutibilidade é superior àquele da curvatura maior.
* Seu aumento é proporcionalmente mais importante que o da curvatura maior por ocasião do agravamento da escoliose.

58 | A ESCOLIOSE

✳ Em decorrência, a curvatura torácica poderia ser considerada não uma curvatura maior única, mas uma curvatura em S (torácica alta e torácica média).

NA CURVATURA MAIOR TORÁCICA

✳ É irredutível desde a constituição da curvatura escoliótica.
✳ Sua importância é função do valor do ângulo da curvatura.
✳ Seu aumento é proporcional à agravação do ângulo da curvatura.

NA CURVATURA CONCOMITANTE SUBJACENTE

Quando a curvatura torácica maior tem um ângulo:
✳ Inferior a 30°, a curvatura lombar é geralmente redutível.
✳ Superior a 30°, ela só o é parcialmente, mesmo ficando muito redutível.

Em todos os casos, sua irredutibilidade é menos importante que a da curvatura maior.
Este estudo foi feito com 300 dossiês de crianças escolióticas antes da *maturação óssea*.
Sua avaliação necessita de várias incidências radiográficas:
✳ uma padrão de frente para determinar o ângulo inicial da curvatura;
✳ uma em inclinação máxima do lado da convexidade considerada, para determinar o ângulo residual.

Estabeleceu-se o seguinte quadro:

Para um ângulo médio de curvatura torácica	Irredutibilidade da curvatura sobrejacente *em %*	Irredutibilidade da curvatura torácica *em %*	Irredutibilidade da curvatura lombar *em %*
30°	55,5	39,3	0
30° < - <60°	63	45	9
60° < - <75°	74	54	19,6

A irredutibilidade espontânea das curvaturas concomitantes sobre e subjacentes à curvatura torácica é função da importância do ângulo da curvatura maior.
A irredutibilidade das curvaturas aumenta por ocasião do agravamento da escoliose.
Esses resultados nos permitem estabelecer o gráfico da próxima página.

ELEMENTOS CONSTITUTIVOS DA IRREDUTIBILIDADE

Constatamos que a curvatura escoliótica é engendrada:
✳ por alterações ósseas que provocam a obliqüidade dos platôs vertebrais entre si para cada vértebra;
✳ pela inclinação das vértebras entre si.

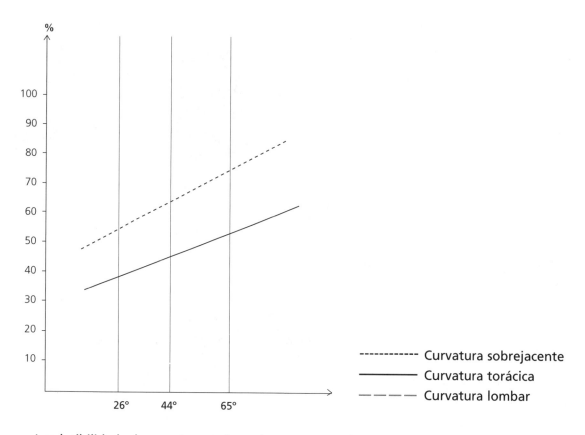

Irredutibilidade da curvatura maior e de suas concomitantes expressas em porcentagem em função do ângulo da curvatura maior. A irredutibilidade da curvatura concomitante sobrejacente à curvatura maior na forma torácica aparece desde a constituição da escoliose e seu valor é mais importante que o da curvatura maior. A irredutibilidade da curvatura concomitante lombar só aparece secundariamente e seu valor é menor que o da curvatura maior.

Como essas inclinações são anuladas por ocasião das inclinações do lado da convexidade, somente as alterações ósseas subsistem. Estas são causa da irredutibilidade das curvaturas. Este estudo nos permitiu constatar que, por ocasião do agravamento da curvatura maior, o aumento das alterações ósseas é mais importante que o das inclinações das vértebras. Procedemos do seguinte modo: a partir de uma radiografia de frente, medimos:

✳ o ângulo da curvatura;
✳ o ângulo formado pela obliqüidade de cada vértebra uma em relação à outra. Ele é determinado pela intersecção das retas que prolongam o platô inferior de uma vértebra e o platô superior da vértebra subjacente. Cada espaço intervertebral contido na curvatura é repertoriado.

Obtemos uma sucessão de ângulos (A1, A2, A3...) cuja soma A representa o valor dos movimentos articulares.

As alterações ósseas são definidas pelo ângulo que representa a modificação de forma dos corpos vertebrais. Este ângulo é formado pela intersecção das retas que prolongam a borda superior e a borda inferior de cada corpo vertebral da curvatura.

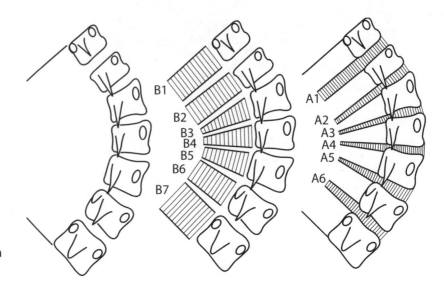

Metodologia de medida dos ângulos A e B.

Obtém-se assim uma sucessão de ângulos cuja soma B representa o valor dessas modificações ósseas (B1, B2, B3).

A soma desses ângulos A + B tem um valor aproximadamente igual àquele do ângulo da curvatura.

Ângulo de curvatura	Ângulo médio de curvatura	Inclinação das vértebras. Ângulo A	Alterações ósseas Ângulo B - %	Ângulo B em graus
< 30°	23°	77%	23%	5° 3
35° < - < 45°	39°	62%	38%	15° 3
60° < - < 70°	65°	54%	46%	31° 3
85° < - < 100°	88°	52%	48%	42° 2

As alterações ósseas da vértebra são responsáveis por uma mudança de eixo dos movimentos sem alterar sua amplitude. Fisiologicamente, os movimentos em inclinação lateral entre duas vértebras são simétricos à direita e à esquerda.

Na posição neutra, a superposição das vértebras se faz em retidão no plano frontal.

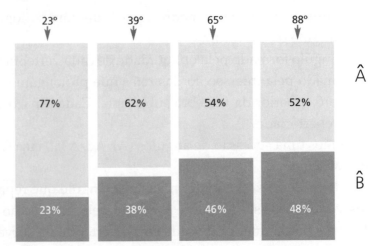

Distribuição em porcentagem dos ângulos A e B em função do ângulo da curvatura.

Quando existe uma desigualdade de altura entre dois pilares articulares (caso das vértebras-ápice em uma coluna escoliótica), a superposição delas não mais se poderá fazer em linha reta. Elas descreverão uma curva.

Seu eixo não é mais perpendicular à horizontal, é oblíquo. A amplitude dos movimentos em inclinação lateral pode conservar seu valor fisiológico, mas ela ocorrerá em torno de um eixo diferente, isto é, inclinado sobre a horizontal.

O desvio se constituirá. Ele será irredutível.

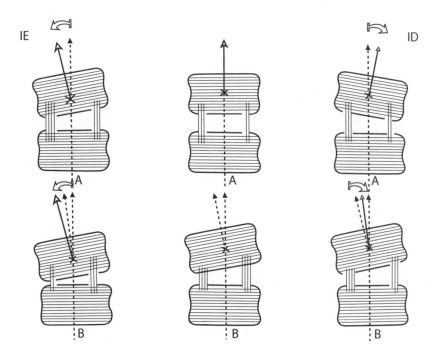

A. Quando os pilares articulares são simétricos. As amplitudes das inclinações laterais direita e esquerda (ID e IE) têm igual valor de um lado e de outro do eixo de simetria da criança.

B. Por ocasião de uma dissimetria dos pilares articulares, as amplitudes destas inclinações laterais não mudam, porém não mais ocorrem de um lado e de outro do eixo da simetria.

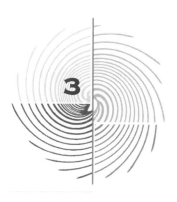

MEIOS DE PESQUISA DOS MOVIMENTOS ARTICULARES

Radiografias em incidência seletiva

Em uma coluna escoliótica, as vértebras efetuaram conjuntamente deslocamentos nos três planos (flexão-extensão, inclinação lateral, rotação-torção). Por isso, não é possível determinar isoladamente o valor em cada um dos planos fisiológicos nas incidências radiográficas clássicas. Trata-se de projeções planas. Estas só dão uma imagem sintética e não uma imagem respectiva em cada plano.

São as radiografias denominadas em incidência seletiva que permitem isolar o movimento unidirecional e avaliá-lo.

Essas radiografias em incidência seletiva são realizadas em função de três critérios fundamentais: segmentares, axiais, paralelos e perpendiculares.

* *Segmentares:* levando em conta os movimentos da coluna (inclinação, rotação-torção), duas ou três vértebras no máximo vão determinar um plano. Então, para estudar a coluna em seu conjunto, será necessário fazer uma sucessão de radiografias por planos.
* *Axiais:* as radiografias devem ser axiais conforme a direção do movimento pesquisado.
* *Paralelos e perpendiculares:* os elementos constituídos por duas ou três vértebras devem estar perpendiculares aos raios, a chapa deve ser colocada paralelamente ao plano frontal ou ao plano sagital das vértebras estudadas.

A imagem obtida é então uma imagem não deformada.

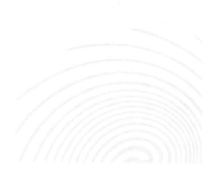

Desenvolvimento analítico — Metodologia

O conhecimento do valor de um movimento em determinado plano necessita de uma exploração de toda a coluna.

Para isso, radiografamos todas as vértebras de uma peça anatômica nos planos sagital e frontal.

A partir dessas incidências seletivas para cada um dos dois planos, trabalhamos do seguinte modo:

* em uma primeira incidência, centralizada sobre S1 e L5, copiamos as duas vértebras em um papel transparente;
* em uma segunda incidência, centralizada sobre L4 - L5, fizemos a superposição das duas imagens de L5 (a que foi reproduzida no papel transparente e a que foi projetada nesta segunda incidência) e, assim, reproduzimos L4;
* esta operação prosseguiu até D1.

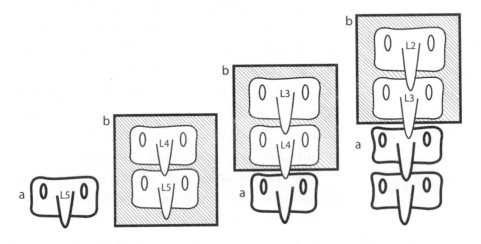

Metodologia:
a. Cópia da vértebra em papel transparente.
b. Superposição da cópia sobre a radiografia.

Pudemos assim isolar os deslocamentos efetuados em cada plano. Chamamos essa construção *desenvolvimento analítico*.

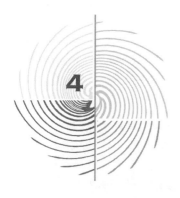

4
OS COMPONENTES ESSENCIAIS: ROTAÇÃO-TORÇÃO

A radiografia de uma criança escoliótica, feita de frente, apresenta uma modificação na orientação das vértebras contidas nas curvaturas. Não se apresentam de frente: efetuaram um deslocamento. Este é atualmente considerado uma rotação intervertebral no plano axial.

Nossos trabalhos permitiram constatar que esta rotação, qualquer que seja a imagem radiográfica, não era:
* estendida a todas as vértebras da coluna;
* o movimento único no plano axial;
* a única a modificar a orientação dos planos das vértebras.

Na realidade existem mecanismos distintos que criam uma imagem idêntica de rotação em uma incidência radiográfica padrão.

Os mecanismos são em número de três:
* A rotação intervertebral propriamente dita;
* A torção da coluna devida a movimentos combinados das vértebras entre si;
* A modificação de forma das vértebras.

ROTAÇÃO INTERVERTEBRAL

Para as escolioses idiopáticas este estudo revelou que:
* A rotação intervertebral é limitada ao máximo a três vértebras.
* Para as formas torácicas está localizada entre as vértebras-limite do bloco neutro superior da curvatura torácica. É intervertebral.

Para as formas lombares e em S de localização lombossacral, trata-se possivelmente não de uma rotação intervertebral, mas de uma rotação intra-óssea.

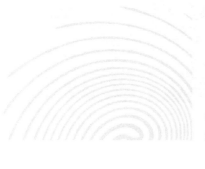

Há ausência de rotação intervertebral no plano axial em todas as outras vértebras que apresentam uma imagem de rotação, qualquer que seja o valor do ângulo da curvatura e do ângulo de rotação visível em uma radiografia de frente padrão.

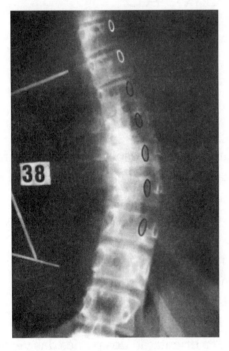
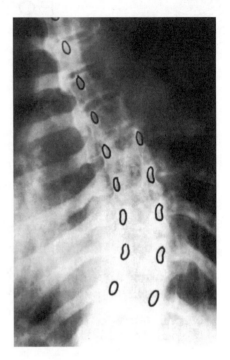

Confirmação da ausência de rotação intervertebral generalizada em radiografias efetuadas em uma criança.

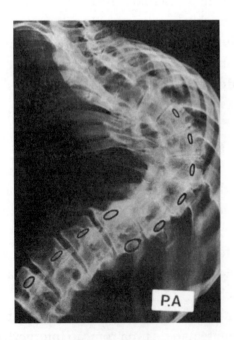
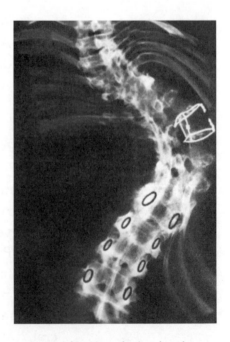

A. Raios X de frente   B. Incidência seletiva lombar

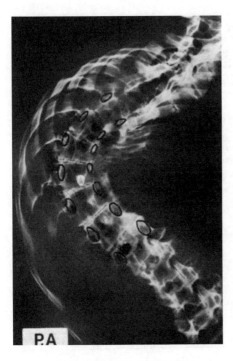

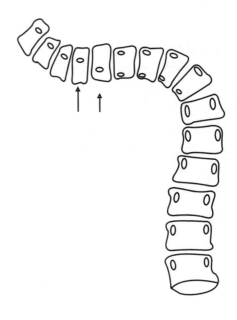

C. Incidência seletiva.
Vértebra-ápice.

D. Desenvolvimento analítico.

Por comparação com uma radiografia de frente padrão de uma peça anatômica (A), é evidenciada a ausência de rotação intervertebral a partir da radiografia em incidências seletivas (B) e (C) (A e B na página anterior).
A partir do desenvolvimento analítico (D) há confirmação da ausência de rotação intervertebral generalizada. Evidência da rotação intervertebral localizada no bloco neutro superior da curvatura torácica.

Essa rotação intervertebral é visível em uma radiografia de frente padrão. Só pode ser avaliada com rigor em uma radiografia em incidência seletiva que revela a parte da imagem própria a essa rotação.

A imagem de rotação visível em uma radiografia de frente padrão ao nível das outras vértebras é obtida por outros mecanismos.

A afirmação da existência de rotação intervertebral generalizada deve então ser reexaminada (nem que seja só entre as vértebras-ápice).

Rotação patológica específica

Consideramos que a rotação intervertebral é patológica quando o movimento entre cada vértebra é superior a 5°.

Localização no bloco neutro

Constatamos a existência de:
* Uma rotação intervertebral limitada a uma só articulação. Neste caso, estão envolvidas duas vértebras: a vértebra-limite e sua vértebra sobre ou subjacente;
* Uma rotação intervertebral estendida a duas articulações e abrangendo as três vértebras que constituem o bloco neutro.

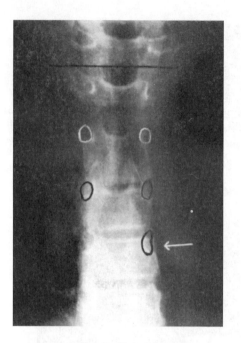

Rotação específica limitada a uma articulação.

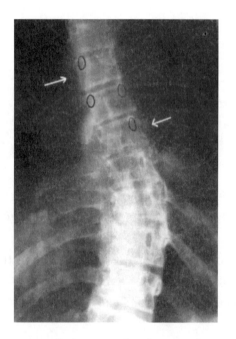 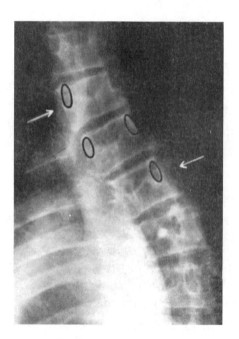

Dois exemplos de rotação específica abrangendo duas articulações.

Essa rotação específica

* Não excede a 10° quando é limitada a duas vértebras.
* Quando são abrangidas três vértebras, ela pode variar de 5° a 45° por articulação, ou seja, um ângulo total de rotação de 90° para as duas articulações.

Suas particularidades

* *Ela abrange mais de 98% das formas torácicas.*
* *Não existe nas outras formas* (com exceção das formas toracolombares assimiladas a formas torácicas).
* *Não existe nas escolioses de etiologia conhecida.*
* *Existe desde que a curvatura escoliótica se constitui,* e não aparece secundariamente em curvaturas escolióticas já existentes.
* *Seu potencial evolutivo é fraco.* Só excepcionalmente notamos um aumento de 50% no ângulo de rotação.

Conclusão

* Para as escolioses de forma torácica, a rotação intervertebral está localizada no máximo na vértebra-limite superior e em suas sobre e subjacentes.
* A rotação intervertebral *não é uma conseqüência.*
* Poderia ser a sede *inicial* da deformação escoliótica.
* Neste caso, ela estaria na origem da *ruptura do equilíbrio raquidiano,* induzindo uma torção vertebral.
* Julgamos que ela pode ser a *localização* da "moléstia escoliótica".
* É um elemento de *diagnóstico* e de *prognóstico**.

Chegamos a considerar que ela *significa a escoliose idiopática torácica.* Essas constatações podem orientar a pesquisa da etiologia da escoliose idiopática, porém em caso algum podem pretender defini-la.

Localização lombossacral

Esta localização teria os mesmos efeitos que no bloco neutro superior; todavia, ela não originaria senão curvaturas de forma lombar ou combinada.

Nas escolioses idiopáticas nas quais a rotação patológica não existe no bloco neutro, constatamos em quase todos os casos uma "má posição" de L5 sobre S1 (às vezes de L4 sobre L5).

Em uma radiografia de frente clássica, notamos uma inclinação de L5 sobre S1 com a impressão de uma anomalia do pilar articular do lado da convexidade lombar.

Trata-se de uma má posição nessa região ou de uma má-formação?

As radiografias de lordose corrigida, de frente e de perfil, de três quartos, assim como as tomografias, não puderam nos proporcionar elementos suficientes que permitissem analisar essa imagem. Permitem, às vezes, pôr em evidência hemissacralizações, hemilombalizações, espondilólises, espondilolisteses...

Essas anomalias originariam um movimento no plano axial cujos efeitos sobre a raque seriam idênticos àqueles provocados pela rotação-torção.

---

* O prognóstico difere conforme essa rotação patológica abranja uma ou duas articulações ou segundo o valor do ângulo de rotação.

Em certos casos, esses exames não puderam propiciar uma prova evidente da presença dessas anomalias. Julgamos que existe uma má posição de origem intracorporal.

Em todos os casos, exames mais aprofundados, em particular a utilização da tomografia, para as formas lombares e em S, permitiram orientar e delimitar essas pesquisas.

Torção

O movimento de torção em uma coluna de curvaturas anteroposteriores fisiológicas cria:

* na coluna, um desvio anteroposterior em dorso cavo total, invertendo a cifose fisiológica e aumentando a lordose lombar;
* no segmento intervertebral:
  * um movimento principalmente em extensão associado a uma inclinação lateral de todas as vértebras da coluna escoliótica;
  * por causa disso, as pressões intervertebrais se efetuam sobre o pilar articular situado na concavidade das curvaturas.

A deformação anteroposterior devida à torção é projetada lateralmente:

* ela dá uma falsa impressão de um desvio essencialmente lateral;
* ela provoca um deslocamento posterior das costelas situadas na convexidade, originando assim a gibosidade.

A curvatura escoliótica se situa no espaço. Não pode então ser posta em evidência em uma radiografia que é uma projeção plana.

Contudo, diversos meios são suscetíveis de evidenciar essa torção:

* o exame morfológico permite percebê-la;
* o exame de uma peça anatômica escoliótica a revela;
* o exame radiográfico permite fazer uma análise parcial dela.

A observação de uma peça anatômica permite constatar que uma coluna escoliótica sofre deslocamentos em diferentes direções, tanto no plano frontal como no sagital.

Função da cintura escapular e processo de constituição da torção

A rotação específica deveria ter o efeito de modificar a orientação de todo seu segmento raquidiano sobrejacente. A importância dessa modificação corresponderia ao valor do ângulo dessa rotação específica. Mas sua *ação* origina um fenômeno de reequilíbrio:

A cabeça e a cintura escapular têm uma função de constante de reequilíbrio* para conservar suas orientações fisiológicas.

---

* No texto original, "constante de *rappel*", que em francês não tem um significado na linguagem corrente. A explicação que o autor dá em seguida à função da cintura escapular na constituição da deformidade é a de um ponto de referência ou de reequilíbrio para os segmentos acima e abaixo dela, de forma a garantir um adequado posicionamento da cabeça e dos membros superiores. Assim, pareceu-me adequado criar esse termo para a tradução do significado de "constante de *rappel*". (N. da T.)

É habitual atribuir ao olhar a função de constante de reequilíbrio, e constatar que essa função é determinante. Todavia, não nos parece evidente que ele seja responsável pelo movimento efetuado pela cabeça. Na realidade a coluna cervical está raramente envolvida no desvio. O elemento motor que teria essa função se situaria, então, abaixo da coluna cervical. A constante de reequilíbrio seria a cintura escapular.

A cintura pélvica tem função de ponto fixo

Sob efeito da constante de reequilíbrio, um movimento é generalizado por toda a coluna e ocorre nos três planos.

Direção da torção

* A direção da torção é determinada pela orientação do movimento originado pela constante de reequilíbrio.
* É um movimento de direção única.
* Está em direção oposta à da rotação específica. Em uma escoliose torácica de convexidade direita, a rotação específica tem uma direção da direita para a esquerda.

A direção do movimento de torção será então em sentido oposto, isto é, da esquerda para a direita.

Efeitos da torção

Para compreender a constituição da torção, para identificá-la e avaliar seus efeitos, realizamos uma montagem*.

---

* Descrição da montagem. Confeccionamos paralelepípedos em número igual ao das vértebras da coluna lombar e torácica. Nós os sobrepusemos e os reunimos com elásticos colocados lateralmente na parte anterior.

Para tornar o conjunto mais móvel, portanto mais sensível, construímos "um único pivô", ou suporte, para cada articulação "intervertebral" (as tentativas de construção com pivôs duplos semelhantes aos pilares articulares resultavam uma montagem rígida demais). É evidente que essa montagem de uma só articulação "intervertebral" não é fiel, porém os movimentos têm uma direção mais ou menos idêntica. As amplitudes são aumentadas, por conseguinte mais evidentes.

A "superfície articular" é esférica, situada em um ponto mediano, colocado na junção do terço posterior e médio.

No plano axial, determinamos a direção deles tendo em conta os deslocamentos do corpo vertebral, os do arco neural serão em sentido oposto.

Para manter o endireitamento desta coluna, suspendemos o aparelho ligado a um contrapeso com o auxílio de uma roldana para obter um estado de equilíbrio (era necessário evitar qualquer força longitudinal que estivesse em sentido oposto à do peso). Tentamos obter a postura vertical dessa montagem, reforçando os elementos elásticos, mas a rigidez do conjunto era tal que este se tornava praticamente inutilizável.

Na extremidade inferior, o último paralelepípedo semelhante à S1 estava unido à base de nossa construção.

Para criar as curvaturas fisiológicas, anteriormente ao nível lombar e posteriormente ao nível torácico, foram colocados amortecedores compressores entre cada paralelepípedo.

Constatamos que:

* Um movimento de torção de toda a coluna foi produzido e vimos aparecer uma curva descrevendo aproximadamente uma construção escoliótica*.
* Modificações ocorreram no conjunto da coluna.

No que se refere às curvaturas fisiológicas

Elas efetuaram um deslocamento:

* no plano frontal: constituíram-se curvaturas maiores concomitantes;
* no plano sagital: a cifose fisiológica da região torácica transforma-se em dorso cavo, constituindo uma curvatura de concavidade posterior. Sob o efeito da torção, essa curvatura se projeta parcialmente sobre o plano frontal. Esta projeção aumenta a imagem das curvaturas laterais.

No que se refere às vértebras

A orientação das vértebras é modificada:

* no plano sagital: todas as vértebras existentes entre D1 e S1 encontram-se em *extensão* umas em relação às outras;
* no plano frontal: ocorreu um movimento de inclinação lateral do lado das concavidades de cada curvatura ou hemicurvatura;
* no plano axial: o plano frontal das vértebras torácicas tornou-se oblíquo em relação ao do corpo da criança.

As costelas figuradas em nossa montagem fizeram aparecer:

* uma gibosidade do lado da convexidade das curvaturas;
* uma depressão do lado da concavidade.

Função determinante da cifose fisiológica

Em um segundo tempo, suprimimos as curvaturas fisiológicas e efetuamos um movimento de torção.

Para manter a orientação da parte superior de nossa montagem, exercemos uma força estabilizadora que se efetuava transversal e horizontalmente. Assim a constante de equilíbrio da cabeça e da cintura escapular estava assegurada.

Nos planos frontal e sagital, os movimentos intervertebrais são quase nulos no local da lesão inicial. Os apoios intervertebrais são, para o essencial, *posteriores* e limitados à *articulação* situada na *concavidade*, incitando um movimento em um plano intermediário aos planos frontal e sagital. Trata-se de um movimento combinado.

Na região torácica a modificação da orientação dos planos das vértebras tem como efeito projetar posteriormente as apófises transversas da convexidade e anteriormente as da concavidade.

* Esta construção escoliótica só reproduz em parte as *escolioses* de um ângulo *inferior* a 35°, visto que nossos paralelepípedos não sofreram nenhuma alteração em sua forma. (Ver mais adiante a reconstituição da escoliose com alteração da forma das vértebras.)

Constatamos que:

* A torção só originava um movimento de parafuso*;
* Somente se efetuava um movimento intervertebral de rotação;
* Não se produzia nenhuma curvatura (não somente no plano sagital, mas também no plano frontal).

Portanto, uma escoliose só pode constituir-se sobre uma coluna de curvaturas anteroposteriores fisiológicas. Estas sofrerão modificações:

* *a cifose será invertida;*
* *a lordose será aumentada;*
* *essas curvaturas se projetarão lateralmente.*

Curvaturas se constituirão no plano frontal.

APARECIMENTO DA CURVA REVERSA**

Constatamos que, geometricamente, a figura descrita por uma coluna escoliótica é uma curva reversa. Uma curva reversa se desenvolve no espaço, ao contrário de uma curva plana, que só se desenvolve sobre um plano, como é o caso da cifose ou da inclinação lateral.

A *curvatura* escoliótica descrita por nossa *peça* anatômica tem um ângulo de 105°. Sua importância permitiu visualizar melhor as nossas observações. Colocamos uma superfície plana tangencialmente à superfície lateral de um corpo vertebral. Nós a deslocamos sobre todo o corpo vertebral de uma apófise transversa à outra.

Em nenhum ponto, esse plano foi tangencial à superfície lateral da vértebra sobrejacente ou subjacente. E isso para todas as vértebras existentes entre D3 e L5, com exceção das que constituem o bloco neutro superior da curvatura torácica.

Não nos foi possível achar duas vértebras pertencentes a um mesmo plano, quer se trate do plano sagital, frontal ou intermediário. Não é então uma curva plana.

Essas constatações demonstram que a coluna escoliótica descreve uma curva que se desenvolve no espaço. É então uma curva reversa.

EXAMES RADIOGRÁFICOS

A projeção de uma curva reversa em uma incidência radiográfica não dá uma imagem fiel. Em uma radiografia de frente padrão, sua projeção dá uma imagem de deformação lateral; ela é constituída de duas curvaturas: a curvatura torácica maior, uma curvatura sobrejacente e uma hemicurvatura subjacente (esta pode se transformar em uma curvatura ao longo do processo de agravação).

---

* No original, *vrille*, verruma, pua, gavinha. Para um entendimento mais fácil a imagem de um parafuso parece mais prática. (N. da T.)

** Ver nota explicativa na página 21.

A imagem da rotação-torção da curvatura torácica existe igualmente na curvatura concomitante sobrejacente. Esta rotação-torção é visível desde que a escoliose se constitui e qualquer que seja o valor do ângulo da curvatura maior.

A asa ilíaca direita situada do mesmo lado da convexidade da curvatura torácica é geralmente projetada para trás. Em uma radiografia, sua superfície parece maior que a do lado oposto.

A radiografia do plano de eleição consiste em pôr sobre o mesmo plano as duas vértebras-limite e a vértebra-ápice.

Mas pode-se constatar na peça anatômica que, devido à curva reversa, as partes ósseas existentes entre essas três vértebras não fazem parte desse plano (esse fenômeno é mais evidente na observação dos corpos vertebrais que naquela dos arcos neurais).

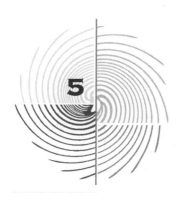

ANÁLISE DO MECANISMO DA TORÇÃO

Gênese do deslocamento vertebral no plano axial

Movimento combinado limitado a uma articulação

* Um movimento intervertebral em extensão, associado a uma inclinação lateral, realiza-se no espaço. Provoca uma projeção posterior da vértebra que efetua esse movimento.
* Ela sofre, então, um deslocamento no plano axial.

Como a rotação intervertebral ocorre em um plano, constatamos que (Fig. 1):

* o arco neural A se desloca também posteriormente;
* mas o corpo vertebral B efetua um deslocamento do lado da convexidade (o sentido é oposto ao obtido no movimento combinado).

Já em um movimento de torção notamos que (Fig. 2):

* o arco neural A se desloca posteriormente;
* o corpo vertebral B se desloca lateralmente do lado da concavidade.

Esses dois movimentos originam deslocamentos diferentes, porém dão uma imagem radiográfica idêntica.

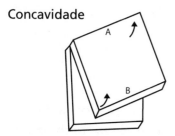

Os deslocamentos posteriores e laterais em uma rotação intervertebral e em um movimento combinado.

Movimento combinado estendido a várias articulações

Esse movimento tem por efeito modificar a orientação da vértebra móvel em relação à orientação da vértebra fixa.

A fim de melhor avaliar a importância desses deslocamentos, prosseguimos essa montagem colocando sucessivamente e nas mesmas posições outras vértebras.

Constatamos então que a modificação de orientação das vértebras se acentua no plano axial à medida que se prossegue essa construção.

A partir de uma vértebra que sofreu uma modificação de seus planos, esta modificação se reabsorve à medida que se prossegue essa construção. Este fenômeno ocorre tanto em uma construção ascendente como descendente. O conjunto dessa construção descreve uma curva reversa.

Em relação à vértebra fixa, se a construção for ascendente, será a vértebra superior que registrará o máximo de mudança de orientação. Inversamente, se a construção for descendente, será a vértebra inferior.

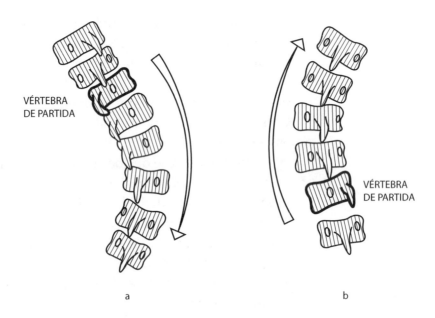

Função do movimento combinado a partir de uma vértebra que apresenta rotação específica.
a. Movimento descendente.
b. Movimento ascendente.

Função do movimento combinado

* Esse estudo é capital para compreender a constituição de uma coluna escoliótica. Ela se origina por um fenômeno de torção, o qual se realiza graças a movimentos combinados intervertebrais.

✳ No bloco neutro superior da curvatura torácica, as vértebras D5 e D6, D6 e D7 sofrem um movimento de rotação intervertebral (ver rotação patológica).

A cintura escapular (constante de reequilíbrio) vai limitar os deslocamentos dessas vértebras. D6, vértebra mediana, é mantida em uma posição fisiológica. É em D5 e D7 que se expressa o valor da rotação intervertebral. Esta se reparte de um lado e de outro da vértebra mediana (dando assim uma falsa impressão de rotação intervertebral de sentido oposto).

A partir de D7, esse movimento, em razão do movimento combinado das vértebras, vai se intensificar nas vértebras adjacentes D8, D9 e D10, que se tornam vértebras-ápice. Sofrem elas então a modificação máxima no plano axial (é nesse nível que a gibosidade é máxima).

Julgamos que é a partir dessas vértebras que se vai desenvolver em sentido ascendente uma curva reversa, que permitirá à coluna readquirir progressivamente sua orientação fisiológica, em particular na extremidade inferior (S1 ponto fixo).

Um fenômeno semelhante se efetua a partir de D5 até D1 - D2. Ele é então homotético ao precedente.

Os movimentos combinados intervertebrais, criando a curva reversa, reabsorvem a força de torção e seus efeitos.

OBSERVAÇÃO

Para as formas lombares e em S, a "má posição" específica está situada na parte inferior da coluna lombar. Trata-se de fenômeno semelhante, este sendo então ascendente.

CONSTITUIÇÃO DA CURVATURA E DA GIBOSIDADE LOMBAR

Esse fenômeno de torção pode às vezes prolongar-se além da orientação fisiológica das vértebras. Neste caso, ele prosseguirá do lado oposto, transformando assim a hemicurvatura concomitante lombar em curvatura. O deslocamento no plano axial se fará então do lado oposto ao movimento inicial, originando uma gibosidade na convexidade desta nova curvatura.

Assim temos uma convexidade e uma gibosidade torácica (em geral do lado direito) e uma curvatura subjacente (com convexidade e gibosidade esquerdas).

Essas curvaturas e gibosidades aparecerão do lado oposto em relação ao eixo de simetria, porém são todas originadas por um movimento único e de mesma direção.

Pode-se admitir que a prolongação desse movimento ocorre:

✳ pelo valor da força de torção;
✳ pelo fato de um fenômeno de reequilíbrio intervir a partir de determinado grau de gibosidade torácica que posterioriza muito o centro de gravidade.

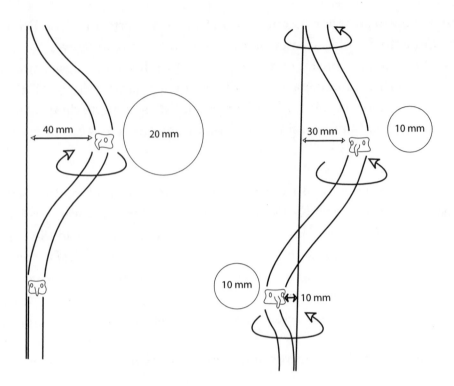

No plano axial, uma tentativa eventual de reequilíbrio fazendo aparecer uma gibosidade ao nível lombar situada do outro lado do eixo da simetria.

INCIDÊNCIA TERAPÊUTICA

Como a torção é de direção única, as forças de correção devem ser aplicadas essencialmente sobre a curvatura maior.

A agravação das curvaturas concomitantes será "limitada" pela colocação de uma simples escora quando a força de correção for aplicada.

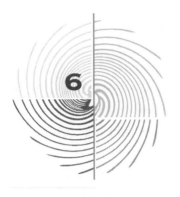

MEDIDA DOS ÂNGULOS DE ROTAÇÃO INTERVERTEBRAL E DE TORÇÃO

* Esses dois movimentos projetam na radiografia uma imagem quase semelhante.
* Calculamos o valor no plano axial pela pesquisa de seus ângulos.
* Procedemos do mesmo modo para medi-los.
* Essa medida é tirada a partir do deslocamento do pedículo do lado convexo.

Esse deslocamento é diferente:
* conforme o volume da vértebra estudada: vértebra torácica ou vértebra lombar, vértebra de uma criança pequena ou de um adolescente;
* ele é proporcional ao co-seno do ângulo de rotação (assim, os deslocamentos do pedículo nos dez primeiros graus serão muito menores que os deslocamentos em outra faixa de dez graus).

Formas de mensuração

Esse ângulo de rotação-torção pode ser avaliado:
* pela comparação de radiografias de referência. Elas foram estabelecidas a partir de três vértebras (D4, D10 e L4) de uma peça anatômica radiografada em ângulos de rotação sucessivos crescentes de 10° em 10°;
* a partir de um "torciômetro", instrumento de medida que criamos*.

É facilmente reproduzível em papel transparente. Incorporado com um transferidor em uma régua retangular, o conjunto constitui um instrumento que permite medir o ângulo de rotação-torção das vértebras e o ângulo de curvatura.

---

* Nós o aferimos graças às tabelas de referência. Se seu rigor matemático não for absoluto, seu coeficiente de erro será limitado. No esquema apresentado na página 81 o transferidor foi suprimido, permitindo-nos medir apenas o ângulo de rotação-torção.

Descrição do torciômetro

* Ele se apresenta como um trapézio retângulo.
* Os dois lados de referência estão representados por traços grossos. A distância entre essas duas linhas corresponde aos diferentes comprimentos dos corpos vertebrais. Foram traçadas horizontais em intervalos regulares, a fim de permitir a boa orientação do torciômetro.
* Para completar essa tabela de medida, traçamos oblíquas que correspondem aos deslocamentos do pedículo convexo para ângulos de rotação-torção escalonados de 10° em 10°.

A orientação de cada oblíqua corresponde a um mesmo ângulo de rotação-torção, qualquer que seja a largura das vértebras consideradas.

Aplicação

Sobre a vértebra considerada, é preciso traçar os seguintes pontos de referência:
* os pontos medianos das duas bordas laterais da vértebra para delimitar sua largura;
* o eixo maior do pedículo convexo.

É preciso deslocar a régua verticalmente até o momento no qual os dois pontos de referência laterais da vértebra se sobrepõem aos traços de referência.

Verifica-se a orientação da régua comparando as bordas superior ou inferior dessa vértebra com um traço horizontal feito sobre a régua. As bordas devem ser paralelas.

Determina-se a linha oblíqua a mais próxima da intersecção do eixo maior do pedículo convexo e da reta que passa pelos pontos medianos das bordas laterais da vértebra.

Na extremidade inferior dessa linha oblíqua, pode-se ler o ângulo aproximativo da rotação.

Cálculo do valor do ângulo da rotação intervertebral

Se a rotação específica só abrange duas vértebras

O valor da rotação intervertebral da vértebra sobre e subjacente à vértebra-limite corresponde ao ângulo de rotação da vértebra considerada.

Se a vértebra-limite não se apresenta de frente, é preciso avaliar as rotações das duas vértebras em questão separadamente e calcular o ângulo da rotação intervertebral, fazendo a diferença em valor absoluto.

A rotação intervertebral é patológica quando seu valor é superior a 3° entre duas vértebras, e a 6° quando três vértebras estão envolvidas.

Aquém dessas amplitudes, consideramos que não há rotação patológica. Neste caso não se trata de escoliose idiopática de forma torácica.

Se a rotação específica abranger três vértebras

Será suficiente medir diretamente o ângulo de rotação das vértebras sobre e subjacentes.
A soma em valor absoluto dos dois ângulos obtidos corresponde ao valor da rotação específica.

Cálculo do valor do ângulo de torção

Faz-se a partir da vértebra-ápice da curvatura maior que registrou o deslocamento máximo (geralmente se trata da vértebra-ápice ou de sua subjacente).
Se houver um deslocamento no plano axial da vértebra-ápice da curvatura concomitante subjacente, é preciso igualmente avaliá-lo.
A soma desses dois ângulos representa o valor do ângulo de torção (a torção sendo de direção única).

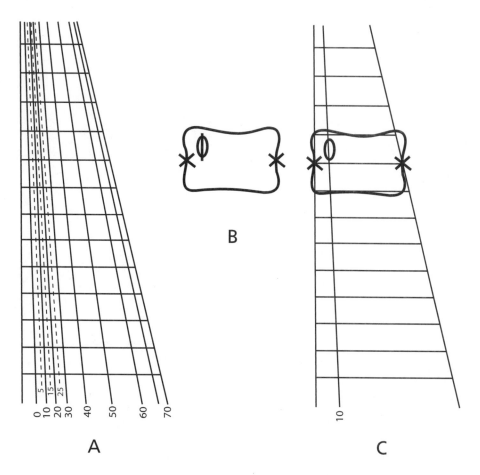

Medida dos ângulos de rotação intervertebral e de torção:
  A. O torciômetro.
  B. Colocação dos pontos de referência.
  C. Aplicação.

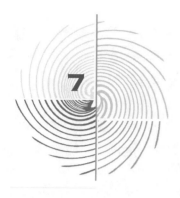

COMPONENTE ANTEROPOSTERIOR E COMPONENTE LATERAL

COMPONENTE ANTEROPOSTERIOR

Graças a radiografias em incidências seletivas, verificamos que:
- as vértebras estão em extensão umas em relação às outras*;
- todas as vértebras da coluna de S1 a D3 estão em extensão;
- a coluna descreve uma curva única de concavidade posterior quando se isola essa componente;
- essas constatações foram feitas em qualquer localização da curvatura maior, tanto nesta última como nas curvaturas concomitantes, não importa o valor do ângulo da curvatura;
- esse fenômeno, conforme o ângulo da curvatura, origina sucessivamente um dorso cavo, um dorso chato, uma cifose;
- quando a criança se encontra em cifoscoliose, consideramos que, de fato, ela está em cifose paradoxal**;
- podemos estabelecer aproximadamente uma relação entre o ângulo da curvatura torácica e as diferentes etapas morfológicas.

< 50°	Dorso cavo
50° < - < 80°	Dorso plano
> 80°	Cifose paradoxal

---

* E. W. Somerville, J. Pone, Edimburg Livingstone.

** O conjunto dessas constatações está confirmado e explica os resultados obtidos pela técnica operatória de Dwyer, quando é praticada em formas torácicas em "cifose paradoxal". Com efeito, pela sua implantação, o "cabo" redutor exerce uma força deslordosante. Se a criança escoliótica estivesse em cifose torácica (em flexão vertebral), essa intervenção só poderia agravar a deformação.

A componente anteroposterior é o resultado da posição das vértebras entre si.

Decorre de movimentos fisiológicos que se efetuam unicamente no plano sagital das vértebras. Podem ser em flexão ou extensão.

Aumenta com a evolução pela alteração dos corpos vertebrais nesse plano.

Não pode ser vista nas radiografias de perfil padrão da criança.

Não é possível julgar se as vértebras estão em extensão ou em flexão umas em relação às outras. Como se encontram em rotação-torção, as vértebras não se apresentam efetivamente de perfil em tais incidências. Nas curvaturas graves, as vértebras-ápice podem se apresentar de frente.

O ângulo de rotação-torção vertebral, em uma mesma curvatura escoliótica é diferente para cada vértebra. Então, não existe uma incidência única do plano sagital das vértebras de uma mesma curvatura para o conjunto da coluna.

São radiografias feitas em incidência seletiva que permitem avaliar a posição articular de cada vértebra em relação à vizinha nesse plano. Assim nos foi possível isolar o componente anteroposterior*.

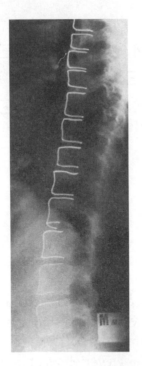
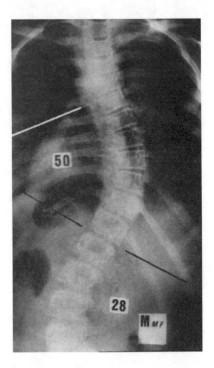

Desaparecimento da curvatura torácica fisiológica (em cifose).

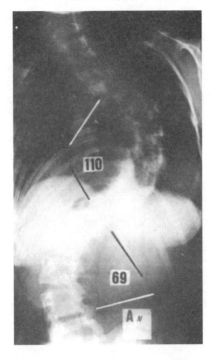
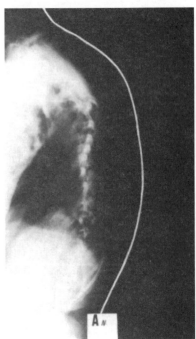

Cifose paradoxal.

---

* A ortogonal do plano frontal da vértebra-ápice não deve ser confundida com o plano zero, tomado na ortogonal do plano de eleição da curvatura. Se esses dois planos se confundirem, podemos então muito logicamente duvidar da escolha da incidência radiográfica para pôr em evidência o plano zero.

COMPONENTE ANTEROPOSTERIOR E COMPONENTE LATERAL | 85

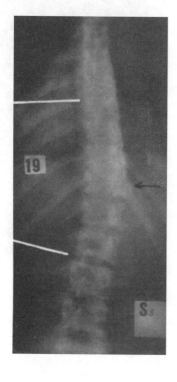
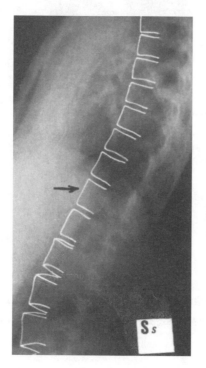
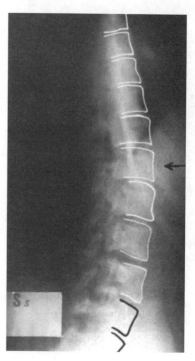
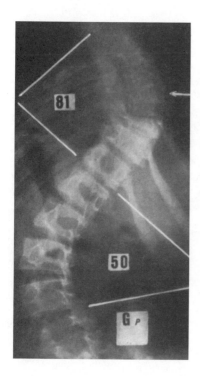
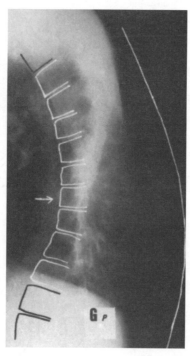
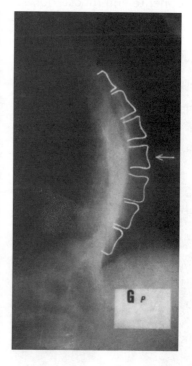

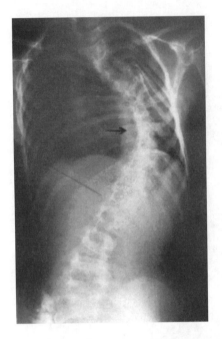 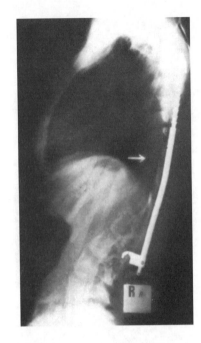 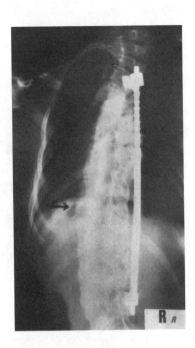

Radiografia de frente, de perfil e de perfil eletivo das vértebras-ápice das curvaturas. Evidência da posição das vértebras em extensão umas em relação às outras.

Peça anatômica de uma escoliose em S. Componente anteroposterior.

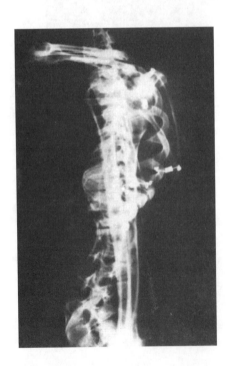 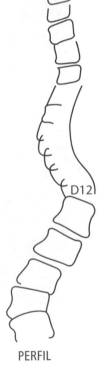 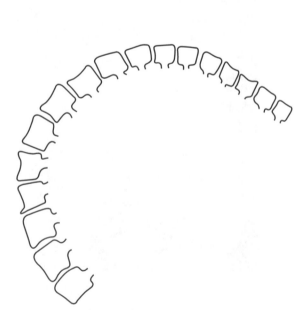

PERFIL   DESENVOLVIMENTO ANALÍTICO

COMPONENTE ANTEROPOSTERIOR E COMPONENTE LATERAL | 87

Componente lateral

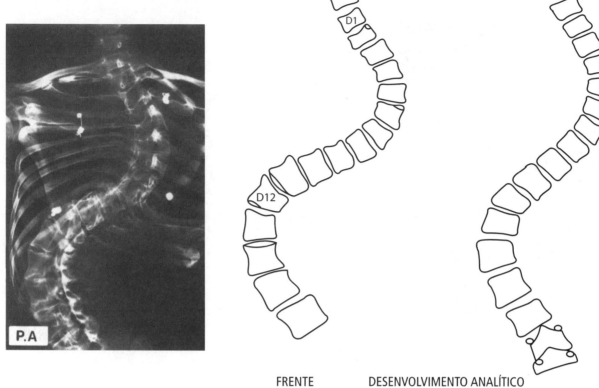

FRENTE   DESENVOLVIMENTO ANALÍTICO

Peça anatômica de uma forma torácica.
Componente anteroposterior.

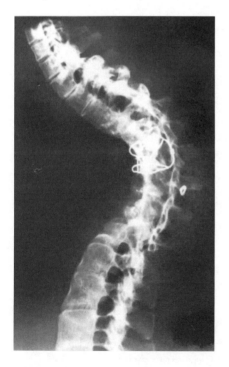
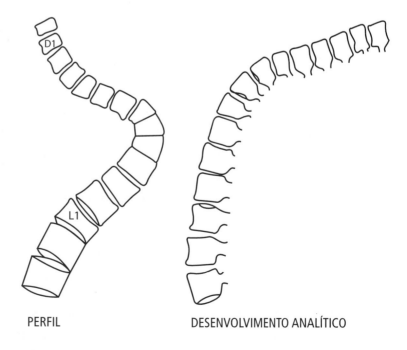

PERFIL   DESENVOLVIMENTO ANALÍTICO

Componente lateral

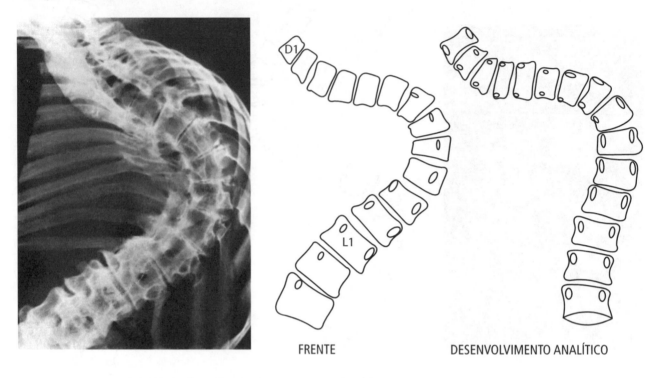

FRENTE　　　　　DESENVOLVIMENTO ANALÍTICO

Para realizar essas incidências, a chapa deve estar paralela ao plano sagital das vértebras em questão e perpendicular aos raios.

Para determinar a posição da chapa é preciso avaliar o ângulo de rotação-torção. Denominamos essa incidência *perfil específico*. Uma construção analítica permitiu isolar esse componente que descreve uma curvatura única.

O valor do ângulo dessa curvatura em extensão é crescente.

✽ É fraco quando a criança tem um dorso cavo.
✽ Mais importante quando a criança tem um dorso chato.
✽ É maior quando a criança está morfologicamente em cifose.

Na *deformação cifótica isolada*, as vértebras estão em flexão, enquanto nos casos de *cifoscoliose* as vértebras, umas em relação às outras, estão todas em *extensão*. Constatamos então que, nesta última deformação, o aspecto morfológico não corresponde aos movimentos articulares fisiológicos. A imagem que aparece em uma radiografia de perfil é aquela da resultante anteroposterior e não a imagem da componente tal qual verificamos.

Incidência terapêutica

A evidência dessa componente anteroposterior em "dorso cavo", qualquer que seja a morfologia da criança, leva a uma análise dos métodos terapêuticos e de suas aplicações.

Na realidade, a agravação desse "dorso cavo" deve ser combatida, visto corresponder à agravação da componente anteroposterior, portanto da curvatura escoliótica. Certos tratamentos podem aumentar essa componente.

Os gessos, as órteses, os movimentos de cinesiterapia que agravariam essa deformação anteroposterior devem ser modificados.

COMPONENTE LATERAL

* ✳ Ela descreve três curvaturas de concavidade alternada.
* ✳ Seu valor é determinado:
  * * pelo andar considerado; para uma curvatura torácica o valor da componente lateral é inferior ao da curvatura concomitante lombar (proporcionalmente ao ângulo da curvatura);
  * * pela curvatura torácica maior; ela será principalmente localizada no *nível do segmento-ápice* (dois terços aproximadamente).
* ✳ É praticamente nula no bloco da vértebra-limite superior.
* ✳ É pequena no segmento da vértebra-limite inferior.

É preciso não confundi-la com os deslocamentos laterais da coluna que se visualizam na escoliose e são resultado do conjunto das diferentes componentes.

A imagem que aparece em uma radiografia feita de frente é a da *resultante lateral* e não da componente lateral tal como já comprovamos.

COMPROVAÇÃO

Visto a presença da rotação-torção, e pelas mesmas razões já enunciadas no capítulo da componente anteroposterior, o valor dessa componente não pode ser avaliado senão em radiografias em incidência seletiva. Para essas, os raios são orientados perpendicularmente à chapa, esta ficando paralela ao plano frontal das vértebras analisadas.

Chamamos essa incidência *face específica**. Ela nos permitiu isolar essa componente e avaliar seu valor.

Do mesmo modo, para a componente anteroposterior, efetuamos uma construção analítica graças às incidências seletivas.

CÁLCULO DA PROPORÇÃO ENTRE A COMPONENTE ANTEROPOSTERIOR E A COMPONENTE LATERAL

Em uma criança escoliótica, não podemos praticar todas as incidências seletivas para efetuar uma construção analítica. Os matemáticos nos fizeram notar que a proporção que existe

---

* Não deve ser confundida com o plano de eleição da curvatura de uma escoliose em "cifose paradoxal".

entre a componente lateral e a componente anteroposterior pode ser estudada em duas radiografias em incidência seletiva.

Uma radiografia de frente mostra a curvatura escoliótica e seus parâmetros:

* as vértebras-limite;
* a vértebra-ápice e sua rotação máxima devida à torção;
* a flecha da curvatura que corresponde à projeção nesse plano, da resultante dos dois movimentos considerados.

Para isolar essas duas componentes, efetuamos radiografias em incidência seletiva da vértebra-ápice.

* Na radiografia de face específica:
  * a torção é anulada no segmento-ápice;
  * tomamos dois pontos de referência simétricos em relação à vértebra-ápice nos corpos vertebrais sobre e subjacentes;
  * medimos a flecha que corresponde à componente lateral da vértebra-ápice em relação a esses dois pontos de referência.
* Na radiografia de perfil específico do segmento-ápice, tomamos os mesmos pontos de referência nos mesmos corpos vertebrais e medimos a flecha que representa a componente anteroposterior em relação a esses dois pontos de referência.
* A correlação das duas flechas obtidas permite conhecer a proporção das componentes anteroposterior e lateral para esse segmento determinado.

Constata-se uma proporção entre essas duas flechas medidas e as que correspondem às duas deformações. Fazendo a relação dessas duas flechas, aparece o coeficiente de proporcionalidade.

INCIDÊNCIA DOS MOVIMENTOS ANTEROPOSTERIORES NA SITUAÇÃO DA GIBOSIDADE

Nossa montagem, por ocasião da constituição das curvaturas e das hemicurvaturas, mostrou que a gibosidade podia se situar espontaneamente em relação à curvatura:

* do lado da convexidade;
* do lado da concavidade.

Nos dois casos, notamos a associação de uma inclinação lateral e de um movimento anteroposterior:

* quando o movimento anteroposterior se efetua em flexão, a gibosidade está do lado da *concavidade*. Na radiografia, a rotação é paradoxal, a apófise espinhal se desloca do lado da convexidade;
* em compensação, quando o movimento anteroposterior se efetua em *extensão*, a *gibosidade* está do lado da *convexidade*. Na radiografia, a rotação aparece no sentido habitual de uma curvatura escoliótica.

Na deformação escoliótica, a gibosidade se situa na convexidade. Portanto, só a segunda possibilidade pode ser retida.

Essa última constatação confirma então que, em uma escoliose, as vértebras estão todas em *extensão*, como o havíamos evidenciado no capítulo da componente anteroposterior.

Não nos foi possível explicar esse fenômeno. Porém, tendo-o constatado, podemos enunciar o seguinte axioma: *"Um movimento de torção que se efetua em uma coluna de curvaturas fisiológicas anteroposteriores origina um movimento vertebral em extensão"*.

Então, é o movimento de torção que transforma a cifose torácica em uma deformação em dorso cavo e a projeta lateralmente, criando assim uma gibosidade na convexidade.

Se o movimento de torção projetasse lateralmente uma deformação em cifose, a gibosidade estaria na concavidade.

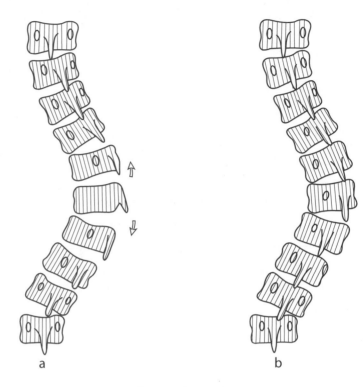

a. Rotação de 90° da vértebra-ápice.
b. Rotação de 45° da vértebra-ápice.
As vértebras estão em extensão umas em relação às outras. A rotação é paradoxal.

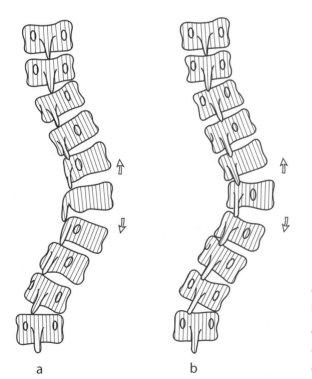

a. Rotação de 90° da vértebra-ápice.
b. Rotação de 45° da vértebra-ápice.
As vértebras estão em extensão umas em relação às outras. A rotação está na mesma direção que em um escoliótico.

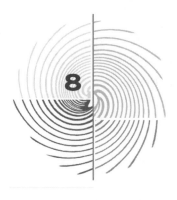

DESCRIÇÃO E CONSTITUIÇÃO DAS DEFORMAÇÕES ANATÔMICAS

Afetando a forma da vértebra

A observação de uma vértebra em uma coluna escoliótica põe em evidência modificações em sua forma.

Essas são em número de quatro:
* A cuneiformização: é a modificação assimétrica da espessura do corpo vertebral.
* A deformação do arco neural que afeta sua orientação e suas dimensões.
* O desvio das apófises transversas.
* A espiral da vértebra.

Cuneiformização

Ângulo de cuneiformização

Para situar o ponto máximo de cuneiformização, examinamos uma vértebra-ápice de uma peça anatômica. Rodeamos com um fio de chumbo as bordas superior e inferior do corpo vertebral e tiramos radiografias dessa vértebra em incidência seletiva sob ângulos diferentes:
* o ponto máximo de cuneiformização é póstero-externo (indica o máximo de pressão). Está situado aproximadamente a 60° do plano frontal da vértebra e a 30° do seu plano sagital (isto é, em direção ao pilar articular côncavo);
* o ponto mínimo está diametralmente oposto;
* o pilar articular situado na concavidade sofre a máxima pressão;
* o hemiarco neural correspondente sofre o mesmo fenômeno.

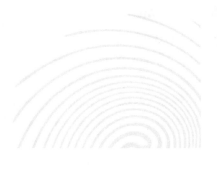

Localização das vértebras cuneiformes

✳ Essa alteração óssea afeta sobretudo as vértebras-ápice das curvaturas.
✳ As vértebras-limite e suas vértebras adjacentes são pouco modificadas.
✳ Nas curvaturas concomitantes, a cuneiformização das vértebras-ápice só é visível a partir de certo ângulo da curvatura maior.

Essas curvaturas concomitantes tornam-se então estruturais.

Em todos os casos, o ângulo máximo de cuneiformização tem a mesma orientação.

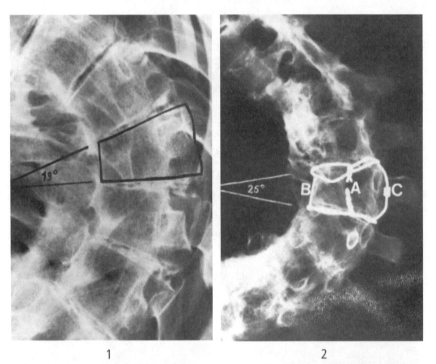
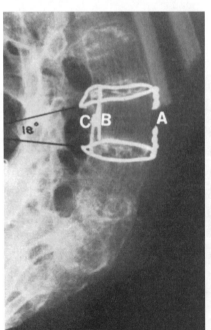
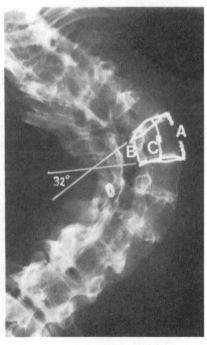

Vistas da vértebra-ápice determinadas nas incidências radiográficas por um fio metálico ladeando a borda dos platôs vertebrais inferiores e superiores.

Ponto de referência:
A: Linha mediana do corpo vertebral.
B: Borda lateral da concavidade.
C: Borda lateral da convexidade.

1. Frente padrão.
2. Frente eletiva.
3. Perfil eletivo.
4. A 60° da face eletiva, evidência do máximo de cuneiformização.

Descrição

Uma radiografia em incidência seletiva do plano frontal de uma vértebra fisiológica projeta a imagem de um retângulo. Em uma vértebra cuneiforme, a imagem projetada é um trapézio.

A observação de um corpo vertebral de uma vértebra-ápice mostra:
* o desaparecimento do paralelismo dos platôs vertebrais;
* uma inclinação desses nos planos sagital e frontal.

Esta inclinação abrange mais particularmente:
* *os dois platôs* da vértebra-ápice;
* o platô inferior de sua vértebra sobrejacente;
* o platô superior de sua vértebra subjacente.

O ARCO NEURAL DAS VÉRTEBRAS-ÁPICE

Descrição das vértebras-ápice: o exame destas vértebras em uma peça anatômica concorda com as observações de Roaf e J.-P. James. São as seguintes:
* Uma hipotrofia do hemiarco neural situado na concavidade. Afeta particularmente a lâmina do pedículo e o maciço articular.
* Uma hipertrofia desses mesmos elementos do lado da convexidade.
* Uma desigualdade nas dimensões dos pedículos e das lâminas (altura e comprimento). Os da concavidade são mais curtos.
* A hipotrofia do pilar articular côncavo está na direção do ângulo máximo de cuneiformização. Isto confirma a posição em extensão das vértebras entre si.

Em uma projeção axial, o hemiarco neural da concavidade está desviado.
* O pedículo, a apófise transversa e a espinhosa estão orientados para o lado da concavidade.

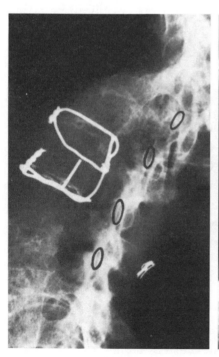
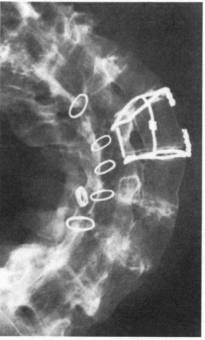

Evidência de assimetriados pilares articulares cuja extremidade está rodeada.
A: Convexidade.
B: Concavidade.

A   B

* Essa obliqüidade da espinhosa e do pedículo falseia a avaliação do ângulo de torção, aumentando-o.

OBSERVAÇÃO

Essas mesmas deformações aparecem nas vértebras-ápice da hemicurvatura subjacente a partir de certo valor de seu ângulo.

As pressões exercidas no arco neural são essencialmente sobre o pilar articular situado na concavidade. São função, em particular, de quatro fatores:
* A posição articular em extensão das vértebras exerce pressões posteriormente.
* A associação com a componente lateral localiza essas pressões em um só pilar articular.
* O ângulo de cuneiformização do corpo vertebral aumenta as pressões.
* A ausência do disco funcional, repartindo as pressões uniformemente, as limita no ponto de pressão máxima.

ESTUDO DA ORIENTAÇÃO DAS APÓFISES EM UMA VISTA FRONTAL

Em relação ao plano horizontal do corpo vertebral, as apófises transversas:
* do lado da concavidade, têm sua orientação modificada; são oblíquas para cima;
* as da convexidade conservam um desenvolvimento e uma orientação aproximadamente fisiológicos.

Na curvatura sobrejacente à curvatura torácica, as apófises transversas da convexidade são oblíquas para cima.

Constatamos que todas as apófises transversas homolaterais (na curvatura torácica maior) contidas entre as vértebras-ápice da curvatura torácica até as vértebras-ápice da curvatura concomitante superior têm a mesma orientação: são oblíquas para cima.

Em uma curvatura escoliótica de um ângulo de curvatura de 140°, essa obliqüidade das apófises transversas para cima é de 60°.

A ESPIRAL DA VÉRTEBRA

O conjunto da vértebra sofre um efeito de espiral sob a ação das forças deformadoras que representam as forças de torção.

No plano axial, as vértebras-ápice da curvatura torácica parecem enroladas ao redor de um eixo vertical passando pelo pilar articular côncavo. A observação de uma peça anatômica escoliótica mostra que a espiral tem a mesma direção na curvatura torácica e em suas curvaturas concomitantes (a cuneiformização e as modificações do arco neural estão do lado oposto).

Essa constatação confirma a direção única da torção: da vértebra-ápice da curvatura sobrejacente à vértebra-ápice da curvatura concomitante subjacente.

INCIDÊNCIA NA MOBILIDADE

Quando uma criança escoliótica efetua movimentos em flexão, estes têm por efeito aumentar os apoios assimétricos devidos à escoliose. A mobilidade intervertebral é então diminuída, os movimentos de correção são quase nulos.

Incidência terapêutica

A correção da componente anteroposterior é indispensável, mas deve ser precedida da correção da torção ou realizada de modo concomitante*.

Deslocamento e deformação torácica

Introdução

A constituição de uma curvatura escoliótica tem como efeito aproximar as duas extremidades da coluna, acarretando, assim, uma diminuição da estatura.

Em conseqüência disso, o esterno sofrerá um deslocamento vertical responsável por uma modificação no trajeto e na forma das costelas.

Deslocamento do esterno

Este estudo está limitado no plano frontal à posição do esterno no plano de simetria e a seu deslocamento vertical.

Situação do esterno no plano de simetria

Para avaliar a posição do esterno temos por um lado observado peças anatômicas e de outro estudado as radiografias de frente padrão de crianças escolióticas. Traçamos previamente uma reta indo do manúbrio esternal ao apêndice xifóide.

O esterno permanece em uma posição fisiológica mediana, aproximadamente vertical e paralela ao plano frontal da criança. Por conseguinte, ele não sofre deslocamento lateral maior. Fica quase no plano de simetria da criança. Nesse plano, consideramos o esterno como o ponto fixo das costelas.

Todavia, nas escolioses superiores a 80°, a orientação do esterno se modifica, sua extremidade inferior é propensa a ficar oblíqua para baixo, para a frente e para fora do lado da convexidade da curvatura torácica.

Essa estabilidade pode ser explicada da seguinte forma. As costelas se dividem em três grupos:

* as verdadeiras, em número de seis, se inserem diretamente sobre o esterno;
* as falsas, em número de quatro, têm uma inserção anterior direta;
* as duas costelas flutuantes.

A vértebra-limite da curvatura maior é D6, as cinco primeiras costelas verdadeiras que correspondem à curvatura sobrejacente tendem a deslocar o esterno em sua direção.

---

* Técnica utilizada por ocasião das reduções ortopédicas pela técnica de Maguelone, tratamento efetuado na Clínica de Cirurgia Ortopédica e Reparação (Prof. Jacques Vidal) CHU, 34.000 Montpellier e no Centro de Ortopedia Maguelone, 34250, Palavas-les-Flots.

Na curvatura torácica maior, abaixo da vértebra-limite, as quatro costelas falsas têm uma ação oposta às cinco primeiras. Elas são propensas a deslocar o esterno do lado da convexidade da curvatura maior. Pensamos que, visto sua inserção, sua ação é de anular os deslocamentos do esterno, provocados pelas costelas sobrejacentes que assim o mantêm no plano de simetria.

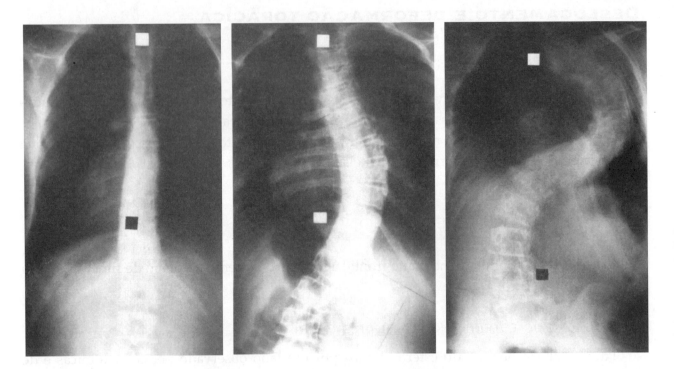

O ponto de referência do manúbrio esternal se projeta em frente de D2.
O ponto de referência do apêndice xifóide abaixa-se proporcionalmente ao ângulo de curvatura (torácica ou lombar).

Deslocamento em uma direção vertical

Utilizamos:
* radiografias de crianças não portadoras de deformações raquidianas;
* radiografias de crianças escolióticas em início ou em curso de tratamento.

Fixamos previamente dois pontos de referência de chumbo nas crianças: um sobre o manúbrio, outro na altura do apêndice xifóide.

Para as crianças não portadoras de deformações raquidianas, as radiografias nos mostraram que o manúbrio esternal se projetava aproximadamente em frente de D2, o apêndice xifóide em frente de D10 - D11.

Para as crianças portadoras de uma deformação raquidiana (cifose ou escoliose) essas radiografias nos permitiram constatar que:
* o manúbrio fica na frente de D2; pode ele ser considerado solidário a D1- D2;
* o apêndice xifóide se projeta sempre em frente de uma vértebra subjacente a D10 - D11.

Quando as curvaturas raquidianas são constituídas, a extremidade superior da coluna "se abaixa". *O esterno solidário a D1 - D2 abaixa-se proporcionalmente.*

Este fenômeno é visível tanto nas curvaturas cifóticas como nas escolióticas.

Esse deslocamento é proporcional ao ângulo das curvaturas. Assim, em um adolescente, de altura média, portador de uma escoliose torácica de 120°, o deslocamento vertical do esterno é de 9 centímetros; seu apêndice xifóide se projeta em frente de L4.

No caso de uma escoliose de 155°, o apêndice xifóide se projeta em frente de S1.

Conclusão

* *O esterno conserva aproximadamente sua posição no plano de simetria.*
* *Sofre um deslocamento para baixo, proporcional à importância das curvaturas.*
* *Sua extremidade superior se projeta sempre em frente de D2.*
* *O apêndice xifóide se projeta abaixo de D10.*

Modificação do trajeto das costelas

Essa modificação do trajeto das costelas foi observada:
* em radiografias de frente padrão:
    * de crianças portadoras de deformações cifóticas;
    * de crianças portadoras de deformações escolióticas de ângulo e curvatura diferente.
* em radiografias em incidência seletiva do plano frontal das vértebras-ápice de uma curvatura torácica;
* em radiografias do plano posterior do tórax ao nível das vértebras-ápice (posição idêntica àquela utilizada para a fotografia da gibosidade);
* no exame radiográfico de peças anatômicas escolióticas.

Verticalização costal

Em uma curvatura raquidiana, escoliótica ou cifótica, o esterno se desloca de cima para baixo. As inserções anteriores dos dois hemitórax abaixam-se.

Elas sofrem um desnivelamento em relação às inserções costais posteriores. Todas as inserções anteriores arrastam igualmente as costelas em seu movimento.

Disso resulta uma verticalização costal dos dois hemitórax para baixo, de trás para a frente:
* nas deformações cifóticas, as costelas estão verticalizadas *simetricamente* nos dois hemitórax;
* *nas deformações escolióticas, a verticalização costal é observada nos dois hemitórax e de valor igual nos dois lados; porém, a localização é assimétrica.*

O exame morfológico da criança e das radiografias em incidência específica nos permitiu constatar que:
* no hemitórax convexo, a verticalização costal se situa na parte póstero-lateral da costela, imediatamente após o ângulo posterior;
* no hemitórax côncavo, a verticalização se situa sobre o segmento anterolateral das costelas.

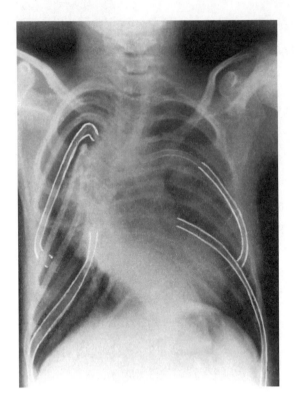

Em uma escoliose torácica, as costelas se verticalizam:
- na parte póstero-lateral, do lado da convexidade;
- no segmento anterolateral, do lado da concavidade.

Modificação costal em uma vista axial

O efeito do movimento de torção é de modificar a orientação dos planos das vértebras. Terá igualmente por conseqüência modificar o trajeto das costelas no plano axial.

Observamos:

✳ Do lado da convexidade:
  * posteriormente, o aparecimento de uma gibosidade;
  * anteriormente, uma leve retração da costela em relação ao esterno.

✳ Do lado da concavidade:
  * posteriormente, uma depressão;
  * anteriormente, uma leve saliência da costela em relação ao esterno.

A avaliação do valor da gibosidade reúne classicamente em uma mesma medida o valor da saliência e da depressão posterior*.

A observação de uma peça anatômica, assim como a leitura de uma radiografia em incidência seletiva de frente da vértebra-ápice, permitiu constatar que *a parte posterior da costela contida entre a cabeça e o ângulo posterior conserva*:

✳ *aproximadamente sua forma fisiológica em relação aos planos da vértebra;*
✳ *sua orientação é a mesma que aquela das apófises transversas em questão.*

Paradoxalmente, essa porção das costelas da convexidade aparece oblíqua para baixo em uma radiografia de frente padrão, é uma imagem falsa, devido à torção.

---

* Na seção "Evolução da gibosidade" cada uma dessas deformações foi medida separadamente. A distância em relação à vértebra, do ponto máximo da saliência e do ponto mínimo da depressão, foi estudada no item evolução (p. 109).

Na realidade, esta parte posterior se projeta sobre o corpo vertebral por causa da torção e se acha encoberta. É o ângulo posterior que, tomando seu lugar, é visualizado e, devido à verticalização, dá a impressão de a costela encontrar-se oblíqua a partir de sua cabeça.

Para verificar a ausência de modificação do ângulo posterior da costela convexa, utilizamos uma costela convexa e uma lâmina de chumbo de comprimento idêntico ao da costela.

A lâmina foi moldada sobre a borda externa da costela.

Em um segundo tempo, demos à lâmina de chumbo um movimento de torção na região correspondente ao ângulo posterior, sem modificar o valor deste.

Constatamos assim que este ângulo havia conservado um valor fisiológico.

O processo mecânico dessas deformações foi verificado utilizando a seguinte montagem: duas lâminas de aço temperado representaram as costelas:

* suas extremidades anteriores foram ligadas e fixadas sobre um material de largura e orientação idênticas à do esterno;
* posteriormente, procedemos da mesma forma.

Um corte axial do tórax resulta em uma elipse. Para conseguir outra mais ou menos idêntica, diminuímos o diâmetro contido entre o esterno (inserção anterior) e a vértebra (inserção posterior). A vértebra em questão foi submetida a três movimentos concomitantes:

* um movimento de torção;
* um deslocamento no plano frontal;
* um deslocamento no plano sagital.

Desses movimentos resulta um deslocamento global que descreve uma parte de espiral de concavidade posterior. Simultaneamente, abaixamos o esterno.

MODIFICAÇÃO DA FORMA DAS COSTELAS

A modificação das inter-relações das inserções costais suscita forças deformantes. Estas se aplicam sobre as cartilagens de crescimento das costelas que serão modificadas.

DESCRIÇÃO DAS MODIFICAÇÕES

A análise das modificações da forma e da orientação das diferentes partes das costelas foi possibilitada por radiografias feitas em incidência seletiva a partir de:

* uma peça anatômica "escoliótica" no plano axial;
* costelas de concavidade e convexidade das vértebras-ápice.

COSTELA CONVEXA

A parte posterior da costela que vai da cabeça ao ângulo posterior conserva *aproximadamente sua forma fisiológica.*

A verticalização da costela se inicia no ângulo posterior. Conserva sua angulação fisiológica. Não constatamos maior fechamento do ângulo posterior, contrariamente à imagem radiográfica; porém, notamos um deslocamento da costela de alto a baixo, devido ao abaixamento de sua inserção anterior.

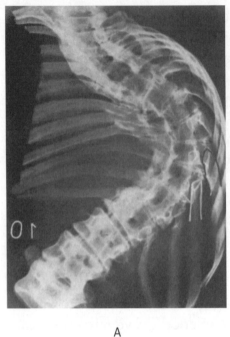
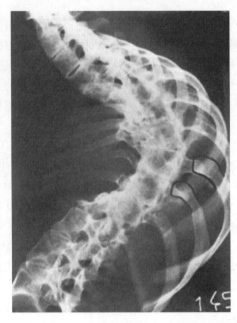

A　　　　　　　　　B

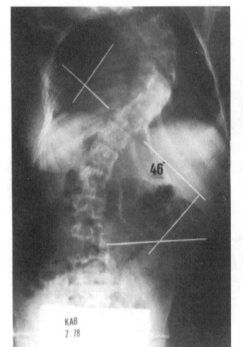
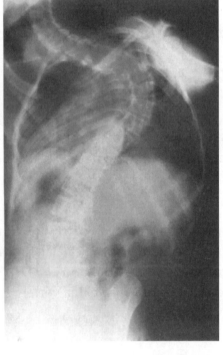

A　　　　　　　　　B

Nas radiografias (A) a verticalização costal dá (A1 - A2) a impressão de se originar a partir da cabeça (B1 - B2) da costela.

Nesses exemplos, notamos que a parte posterior da costela convexa compreendida entre a cabeça e o ângulo posterior é quase paralela ao ângulo de simetria da vértebra. Ela é vertical.

As radiografias (B) mostram que essa mesma porção da costela é, nesses casos, ortogonal a esse eixo de simetria.

De fato, a verticalização da parte pré-mencionada da costela é apenas uma imagem devida à torção das vértebras.

A medida dessa imagem de verticalização é proporcional ao ângulo de torção. Constatamos no decorrer de nossos trabalhos que o ângulo de torção era pouco evolutivo e determinava o ângulo da curvatura ao final da evolução.

Parece então possível estabelecer um prognóstico de escoliose torácica em função dessa noção de verticalização*.

---

* Mehta, M. H. "The rib-vertebra angle in the early diagnosis between resolving and progressive infantile scoliosis". *Journal of Bone and Joint Surgery*, 54 B, nº 2, p. 230-43, maio 1972.

Esse deslocamento acarreta uma torção da costela a partir do ângulo posterior.

Em uma incidência radiográfica, a projeção deste movimento dá uma imagem em parte idêntica àquela que seria obtida se o ângulo posterior da costela se fechasse. Porém, trata-se de uma imagem falsa.

O exame da costela de uma peça anatômica de curvatura de 120° mostra que esse ângulo posterior se fecha 10°, enquanto a radiografia dessa mesma costela feita sob uma incidência de face padrão mostra um fechamento do ângulo superior a 40°.

A porção adjacente e lateral ao ângulo posterior da costela mostra uma torção devida ao abaixamento da inserção anterior. A verticalização costal convexa só começa então a partir do ângulo posterior. Este movimento de torção tem, em parte, os mesmos efeitos que teria o fechamento do ângulo posterior se o esterno não sofresse desnivelamento em relação às vértebras.

Esse fenômeno de torção dá:

✳ por um lado, a imagem falsa de fechamento do ângulo posterior na incidência de frente padrão;

✳ por outro lado, o aumento do valor do ângulo da curvatura.

Ele se acompanhará de um aumento do fenômeno de torção vertebral; por isso, a gibosidade aparecerá como angular.

A porção de costela compreendida entre o ângulo posterior e o ângulo anterior descreve, fisiologicamente, uma curva. Nas escolioses, quando o ângulo da curvatura é superior a 120°, há um verdadeiro achatamento dessa porção (o ângulo anterior deve certamente se abrir).

Modificação de orientação das faces da costela

As faces do segmento posterior que normalmente estão orientadas para baixo e para trás se dirigirão de frente para trás.

O segmento adjacente ao ângulo posterior tem suas faces externas verticais e dirigidas para fora. Por causa da torção, essas serão orientadas para fora e para cima. Esta posição será mantida até a inserção esternal.

Costela côncava

✳ A porção posterior desta costela conserva sua forma fisiológica. Projeta-se para a frente e cria uma depressão cujo efeito máximo se exercerá no terço posterior além do ângulo posterior da costela. Esta, sendo paralela à apófise transversa, é então oblíqua para cima.

✳ O ângulo posterior tende a se abrir.

✳ A parte compreendida entre o ângulo posterior e o terço médio descreve aproximadamente uma reta próxima da horizontal. Na união do terço médio e do terço anterior, há um movimento de torção costal.

As inserções anteriores das costelas côncavas e convexas estão então no mesmo nível.

Conclusão

A verticalização é de igual importância para as costelas da concavidade e da convexidade. Esta verticalização ocorre graças a um movimento de torção da costela, o qual se efetua na região do ângulo posterior para as costelas convexas e no terço anterior para as côncavas.

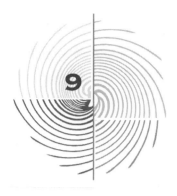

EVOLUÇÃO DA ESCOLIOSE

DESCRIÇÃO DAS MODIFICAÇÕES DEVIDAS À EVOLUÇÃO

NA CURVATURA

EVOLUÇÃO DIFERENCIAL DOS SEGMENTOS

Por ocasião da agravação de uma curvatura, cada segmento evolui de modo desigual. Para cada um deles, a distribuição se efetua aproximadamente do seguinte modo:
* *15% no bloco neutro superior;*
* *60% no segmento-ápice;*
* *25% no segmento inferior.*

Para esse estudo, utilizamos radiografias de frente padrão de 15 dossiês de evolução espontânea de curvaturas torácicas maiores.

Para avaliar a evolução de cada segmento, calculamos em cada radiografia o ângulo formado pela reta que passa pelo platô superior da vértebra superior e pela reta que passa pelo platô inferior da vértebra inferior de cada segmento.

VALOR DOS ELEMENTOS CONSTITUINTES E SUA EVOLUÇÃO

O estudo da evolução dos ângulos intervertebrais A e ósseos B (ver p. 60), respectivamente na curvatura e no segmento-ápice, nos permitiu constatar que:
* O ângulo de uma curvatura escoliótica é então constituído pela:
  * obliqüidade das vértebras entre si;
  * modificação de sua forma.
* A obliqüidade das vértebras é quase máxima desde o início.

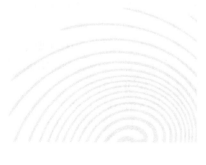

* A importância da modificação da forma das vértebras é crescente.
* O aumento do ângulo de curvatura é função da modificação da forma das vértebras.
* A constituição de uma curvatura é o resultado de movimentos intervertebrais.
* Sua agravação é um fenômeno ósseo.
* Esse fenômeno se situa principalmente no segmento-ápice.

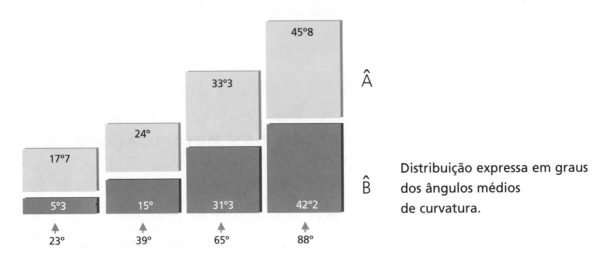

Distribuição expressa em graus dos ângulos médios de curvatura.

Na curvatura

A evolução de cada um desses elementos constitutivos foi avaliada em dossiês de evolução espontânea em que analisamos as radiografias de frente das curvaturas torácicas.

Essas observações confirmaram as porcentagens obtidas no capítulo "Estudo da curvatura no plano frontal da criança" (ver p. 60).

No segmento-ápice

O estudo da evolução diferencial dos diferentes segmentos mostrou que a agravação máxima se efetuava no segmento-ápice.

Procuramos o valor dos dois elementos constitutivos: ósseos e articulares. Medimos, de um lado, o ângulo da curvatura e, do outro, os três ângulos no segmento-ápice.

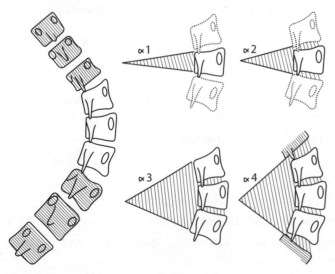

$\alpha 1$: corresponde ao elemento constitutivo ósseo da vértebra-ápice (é o valor de seu ângulo de cuneiformização).

$\alpha 2$: incorpora o valor de $\alpha 1$ e do elemento constitutivo intervertebral sobre o subjacente a essa vértebra-ápice.

$\alpha 3$: incorpora $\alpha 2$ e o elemento constitutivo ósseo das vértebras adjacentes à vértebra-ápice.

$\alpha 4$: incorpora $\alpha 3$ e seus dois espaços intervertebrais adjacentes.

Estabelecemos o seguinte quadro:

	Ângulo inicial: 24°	Ângulo após evolução: 82°	Diferença angular: 58°	Variação conforme a localização	
1	3°	11°	8°	8°	para a vértebra-ápice
2	10° 5	25°	14° 5	3° 25	para o espaço vertebral adjacente
3	15°	44°	29°	7° 25	por vértebra adjacente à vértebra-ápice
4	20° 5	55°	34° 5	2° 75	por espaço vertebral

As 40 radiografias iniciais de frente utilizadas precedentemente e cujo ângulo variava de 15° a mais de 100° confirmaram aproximadamente essas proporções.

Os cálculos comparativos desses ângulos nos permitiram constatar que a evolução da deformação da escoliose estava ligada ao aumento do valor desses ângulos.

Todavia, a evolução de cada um deles não tem o mesmo *fator proporcional*. Assim:

1 — Proporcionalmente, seu aumento é mais importante que o do ângulo de curvatura. Ele representa o aumento de cuneiformização dessa vértebra.

2 — Aumenta aproximadamente de um valor pouco superior ao de α 1.

O valor de α 2 compreende o de α 1 mais o aumento de amplitude das duas articulações adjacentes.

A diferença $\dfrac{(\alpha\ 2 - \alpha\ 1)}{2}$ mostra que o aumento da amplitude intervertebral é de 3° 25.

Essa demonstração prova que a agravação em uma curvatura deve-se sobretudo a uma modificação óssea; para as escolioses superiores a 35°, a repercussão intervertebral é menos importante.

Proporcionalmente, o aumento em α 3 é muito superior ao de α 1, mas ele abrange a cuneiformização de três corpos vertebrais e os movimentos das duas articulações nesse segmento.

A diferença (α 3 - α 2) representa essencialmente o aumento de cuneiformização das duas vértebras adjacentes à vértebra-ápice, que é de 14° 5, 7° 25 por vértebra.

(α 4 - α 3) representa o aumento de amplitude dos dois espaços intervertebrais. Ele é de 5° 5, ou seja, 2° 75 por espaço intervertebral.

Em conseqüência, podemos constatar que, para uma variação de curvatura de 58°, a variação no segmento-ápice é de 34° 5, *ou seja: 65% devidos às modificações ósseas das três vértebras-ápice e 35% devidos ao aumento dos espaços intervertebrais.*

EVOLUÇÃO DAS COMPONENTES

ROTAÇÃO PATOLÓGICA

Para as escolioses torácicas idiopáticas, a observação dos dossiês de evolução espontânea mostrou que essa rotação específica era pouco evolutiva.

Ela seria no máximo de 40% de seu ângulo inicial.

Nas escolioses idiopáticas, lombares e em S, não nos foi possível evidenciar uma rotação inicial. Todavia, nesses dois últimos casos, podemos supor que a lesão inicial seja geralmente pouco evolutiva como nas escolioses idiopáticas torácicas.

Torção

A evolução do ângulo de torção foi estudada unicamente nas escolioses torácicas idiopáticas*. *O ângulo de torção é determinado pelo da rotação específica. É então igualmente pouco evolutivo.* Desde o aparecimento da deformação, ele é levemente inferior ao da rotação específica. No fim da evolução, esses dois ângulos têm aproximadamente o mesmo valor.

Entre os dossiês estudados, pudemos constatar que nas escolioses graves, cujo ângulo final era superior a 100°, *o ângulo de torção só aumentava 50%, enquanto o ângulo da curvatura aumentava 300%.*

Componente anteroposterior e lateral

O aumento do ângulo dessas componentes na curvatura maior torácica é proporcional ao do ângulo da curvatura.

Componente anteroposterior:
* antes de 35°, seu aumento é aproximadamente igual ao da curvatura;
* acima de 35°, sua evolução é certa, mas sua variação é inferior àquela do ângulo de curvatura.

Na componente lateral:
* Seu fator de proporcionalidade é inverso em relação ao da componente anteroposterior.
* Após 35°, sua evolução é mais importante que a da componente anteroposterior.
* Segundo nossos cálculos, as proporções de evolução dessas componentes em relação ao ângulo da curvatura são aproximadamente as seguintes:
  * ângulo da curvatura inferior a 35°: 20% para a componente lateral; 80% são constituídos pela componente anteroposterior;
  * de 35° a 75°: as porcentagens tendem a se igualar, mas o valor da componente anteroposterior fica superior ao da componente lateral;
  * superior a 80°: o valor das duas componentes é de igual importância.

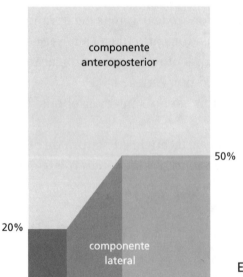

Evolução das componentes anteroposterior e lateral em função da agravação das curvaturas.

---

* Trabalhos ulteriores deveriam nos permitir avaliar essa evolução tanto na localização lombossacral, como nas escolioses de etiologia conhecida.

Evolução morfológica:
Dorso cavo – cifose paradoxal

Por ocasião da constituição da escoliose, a torção e a componente anteroposterior são dominantes. A coluna está em dorso cavo.

No fim da evolução, a componente anteroposterior será igual à componente lateral. O aumento desta última, devido ao deslocamento no plano axial das vértebras-ápice, provocará um deslocamento posterior do segmento-ápice da curvatura maior. Suas extremidades superiores assim como as curvaturas sobre e subjacentes serão projetadas anteriormente. A cifose morfológica será, então, constituída graças a movimentos em inclinação lateral.

Paralelamente, os movimentos intervertebrais em extensão aumentarão.

A escoliose está em cifose paradoxal. O valor dessa modificação é determinado pelos das forças deformantes: os da torção.

Conforme a importância da evolução da curvatura, a criança terá sucessivamente um dorso cavo, um dorso chato e uma cifose paradoxal.

Evolução da gibosidade

O valor da depressão na concavidade é determinado pelo ângulo da curvatura. Ela é evolutiva. Sua forma e sua situação se modificam dando uma impressão de agravação do conjunto.

O valor da gibosidade "propriamente dita" é determinado pelo ângulo de torção. Ela é então pouco evolutiva: é essencialmente sua forma que se modifica.

* Posteriormente, analisamos separadamente a gibosidade e a depressão da concavidade.
* Para avaliar isoladamente a evolução dessas duas deformações, examinamos um grupo de crianças nas quais o ângulo de curvatura estava incluído entre 30° e 130°.
* Nós as fizemos inclinar-se para a frente. Tomamos como referência três retas paralelas e horizontais que passam:
    * pelo ápice da gibosidade;
    * pela vértebra-ápice da curvatura;
    * pelo ponto máximo da depressão da concavidade.
* A medida da gibosidade corresponde à distância que separa as duas horizontais superiores.
* A medida da depressão corresponde à distância entre as duas horizontais inferiores.

A análise dessas duas medidas mostrou para cada uma dentre elas evoluções diferentes. Estas são determinadas pelos mesmos deslocamentos. Eles são de duas espécies: o movimento axial da vértebra devido à torção modifica a orientação da parte mais posterior das costelas; a gibosidade fica assim criada do lado da convexidade e a depressão do lado da concavidade.

Uma vez que o ângulo de torção é pouco evolutivo, seu efeito sobre essas duas deformações será igualmente pouco evolutivo.

Por ocasião da agravação de uma curvatura:

* a morfologia anteroposterior se modifica;

* a distância anteroposterior esterno – vértebra-ápice aumenta;
* o esterno efetua igualmente um deslocamento vertical, abaixando as inserções costais anteriores.

Esses elementos têm o efeito de aumentar a distância incluída entre as inserções costais posteriores e anteriores: a forma e o trajeto das costelas serão modificados.

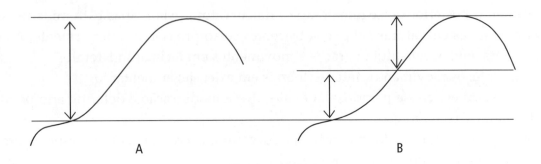

A: Medida de gibosidade.
B: Suas constituintes.

Devido a esse fato, a torção das costelas é acentuada e seu plano lateral é aumentado. Em conseqüência:
* a gibosidade não aumenta. Sua forma se modifica, tornando-se cada vez mais angular;
* a depressão da concavidade se agrava. O ponto máximo da depressão se desvia do centro mais e mais para tornar-se póstero-lateral e sofrer conjuntamente um desnivelamento para baixo.

A agravação da depressão e a modificação da forma da gibosidade dão a impressão visual de aumento dessa gibosidade.

Em compensação, as deformações costais aumentam devido ao aumento do ângulo de curvatura. Essa evolução deve-se ao agravamento concomitante das *componentes anteroposteriores e laterais*.

O aumento desses efeitos é confundido com um aumento do ângulo de torção.

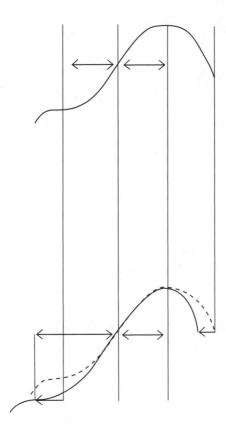

Modificação da forma da gibosidade.

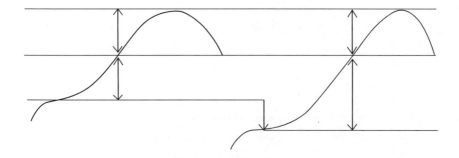

Evolução da depressão.

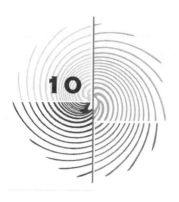

TEORIAS SOBRE A EVOLUÇÃO DA ESCOLIOSE

Gênese da irredutibilidade da escoliose

* Os movimentos combinados em extensão e em inclinação lateral localizam os apoios intervertebrais nos pilares articulares situados na concavidade.
* O crescimento destes será perturbado, as amplitudes e o eixo dos movimentos intervertebrais serão modificados.
* O arco neural tornar-se-á dissimétrico.
* A retidão da coluna não mais poderá ser obtida.
* A curvatura maior é, então, irredutível.

Mecanismo da degenerescência discal

Nas deformações irredutíveis, as pressões sobre o disco são permanentes. Sua vascularização diminui, sua hidratação é perturbada, suas qualidades físico-químicas são modificadas (o que não é o caso na atitude escoliótica, quando a curvatura se reduz em decúbito).

Sua função essencial de distribuir as pressões está limitada e regride.

Na realidade, as modificações físicas e os deslocamentos do *nucleus pulposus* permitem distribuir as pressões entre as vértebras por ocasião dos movimentos fisiológicos.

A nutrição do disco está assegurada por um fenômeno de embebição.

Ela é:
* máxima na ausência de qualquer pressão, em particular no decúbito;
* mínima na sobrecarga e mais em particular na hiperpressão resultante de certos movimentos na posição em pé.

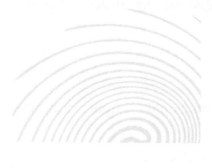

O *nucleus* se desidrata parcialmente. Este estado é reversível logo que essas pressões diminuem. A função do disco e sua nutrição são interdependentes. Momentos de pressão mínima e máxima sobre ele são indispensáveis para que o disco permaneça funcional.

CONSEQÜÊNCIA DA DEGENERESCÊNCIA DISCAL

Quando uma curvatura é irredutível, e o processo degenerativo do disco se inicia, reúnem-se os elementos do processo evolutivo.

A CUNEIFORMIZAÇÃO

O disco não é mais funcional. O peso do segmento corporal sobrejacente exerce pressões permanentes. *Essas pressões não são mais distribuídas uniformemente.*
* Elas se concentram no ponto de aplicação da força, aumentando assim as desordens tróficas do disco nessa região.
* Transmitem-se diretamente sobre os ossos.
* São dissimétricas.
* São máximas nas zonas situadas na concavidade.
* Zonas de hiperpressão e hipopressão se constituem.
* Segundo a lei de Delpech, elas exercem uma ação sobre os ossos em crescimento.
    * Nas zonas de hiperpressão, o crescimento será limitado.
    * Nas zonas de hipopressão, diametralmente opostas às precedentes, o crescimento será quase fisiológico.

Haverá repercussões:
* no arco neural: constitui-se uma dissimetria entre os dois hemiarcos neurais, provocando uma hipotrofia do hemiarco côncavo e, mais particularmente, a do pilar articular. Criam-se pressões na extremidade do pedículo côncavo;
* no corpo vertebral: origina-se assim um processo de cuneiformização, que aumentará durante todo o período de crescimento.
* A ossificação do ponto principal lateral situado aproximadamente na parte mediana do pedículo não está terminada antes dos 7 anos de idade (conforme certos autores). Por isso, esse hemiarco neural sofrerá desvios maiores.
* Nas curvaturas concomitantes, essas pressões dissimétricas são idênticas, porém em menores graus. Elas se situam na concavidade e estão então nas curvaturas concomitantes do lado oposto ao da curvatura maior.

Mas, em todos os casos, sua direção é póstero-lateral.
* Esse processo prossegue até o fim do crescimento.
* O ângulo de curvatura, no final da evolução, será proporcional à importância dessas modificações.

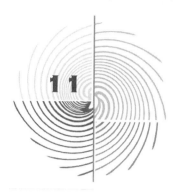

ETIOLOGIA

Nossos trabalhos nos permitiram constatar que havia uma etiologia do desequilíbrio raquidiano, porém nossas pesquisas nunca a abrangeram.

A curvatura escoliótica tem como origem o desequilíbrio raquidiano.

Temos a convicção de que as curvaturas escolióticas, qualquer que seja sua etiologia, evoluem por conta própria.

Para todas as escolioses, quer sejam idiopáticas, malformativas, neurológicas etc., do ponto de vista mecânico, constitui-se uma perturbação inicial. Sua natureza pode ser variável, assim como sua localização.

Essa localização pode ser:
* óssea (escoliose malformativa);
* muscular (escoliose paralítica etc.).

Nas escolioses idiopáticas, ela se situa:
* na região torácica em D6 - D7 - D8 para as formas torácicas;
* na dobradiça lombossacral nas formas combinadas e lombares.

Em todos os casos, quaisquer que sejam sua etiologia e sua localização, a lesão origina uma perturbação raquidiana.

A partir desta, a coluna que se tornou escoliótica será submetida ao mesmo processo evolutivo. Uma curvatura escoliótica pode ser assimilada a uma seqüela que evolui por conta própria. Este processo será aumentado por sua etiologia se esta for evolutiva.

No que se refere às escolioses idiopáticas, resta a demonstrar se a etiologia desse desequilíbrio raquidiano, nas formas torácicas, tem uma etiologia comum com as formas lombares ou combinadas.

Pesquisas ulteriores deveriam nos permitir definir melhor essa interrogação. Espontaneamente, pensamos que se trata de duas etiologias diferentes.

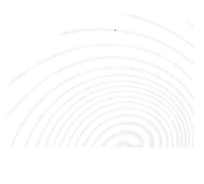

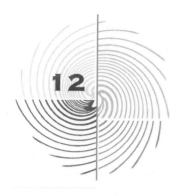

PROGNÓSTICO

Toda escoliose idiopática é evolutiva.
O potencial evolutivo será função:
* do valor da lesão inicial (em particular na escoliose idiopática e na escoliose malformativa);
* da idade de constituição para as escolioses de etiologia conhecida (paralítica, pleural...).

Conforme a gravidade da lesão:
* Em fim de evolução:
    * a rotação específica e o ângulo de torção têm aproximadamente o mesmo valor;
    * o ângulo da curvatura é proporcional ao ângulo de torção.
* Por ocasião da descoberta da escoliose de forma torácica, podemos estabelecer um prognóstico a partir da avaliação do ângulo de torção das vértebras-ápice.

Para esse estudo, analisamos dossiês de crianças portadoras de uma escoliose idiopática irredutível, não submetidas a nenhum tratamento. Nós as classificamos em três grupos.
Nossas constatações nos permitiram estabelecer um prognóstico resumido no quadro a seguir:

Grupos	Nº de dossiês utilizados	Nº de articulações abrangidas pela rotação intervertebral	Idade de manifestação	Ângulo inicial da rotação específica Risser = 0	Ângulo terminal da curvatura dorsal Risser = 5
1	80	1 ou 2	indiferente	< 8°	≈ 35°
2	30	2	indiferente	7° a 12°	30° ≈ - < 50°
3	25	2	< 12 anos < 8 anos	12° – 30° > 30°	50° < - < 110° > 110°

Nossas constatações para o primeiro grupo parecem suficientemente firmadas para que ele sirva de ponto de referência. As 80 crianças foram seguidas até a maturação óssea durante um período entre 3 e 7 anos. Em algumas, a escoliose tinha aparecido antes dos 7 anos. A rotação específica era limitada a uma articulação e de ângulo inferior a 7°. Constatamos que seu potencial evolutivo é incontestável e de fraca evolução. As outras crianças, do segundo e do terceiro grupo, estavam em fase final de maturação óssea.

O ângulo de rotação específica era superior a 10°. Estava limitada a três vértebras e abrangia duas articulações. A idade de manifestação era variável. Todavia, quando o ângulo de rotação específica era pelo menos igual a 40°, as deformações escolióticas se haviam manifestado antes dos 8 anos.

No que se refere a esses dois grupos, este prognóstico deve ser considerado tão somente em caráter indicativo.

Na realidade, o número de dossiês postos à nossa disposição era suficiente para estabelecê-lo, mas insuficiente para afirmá-lo.

Parece-nos que o prognóstico estabelecido a partir dessa verticalização depende do mesmo mecanismo (ver p. 101).

A verticalização costal é uma imagem originada pela torção das vértebras.

A análise dos dossiês de crianças seguidas pelo Prof. Jacques Vidal confirma os resultados do quadro precedente. Trata-se de cinco a seis mil crianças enviadas pelo médico de família ou médico escolar por causa de um desvio raquidiano. O quadro a seguir expressa em porcentagem a distribuição da deformação dessas crianças em função da evolução.

Número	Para 100 crianças		
Distribuição	Atitudes escolióticas*	Escoliose idiopática evolutiva	
Em %	95	5	
Ângulo de curvatura em fim de evolução	inferior ao valor inicial ou nulo	30% < 30°	70% > 30°

Segundo a idade de manifestação

Para as escolioses idiopáticas torácicas, a idade de manifestação deve ser diferenciada da idade da constituição.

Uma escoliose cujo potencial evolutivo é fraco se manifestará tardiamente. Aquelas com um potencial evolutivo mais importante aparecerão mais precocemente.

Julgamos que a idade de manifestação é relativamente indiferente para o prognóstico.

---

* Para algumas dessas atitudes escolióticas, nota-se radiológica e clinicamente, um movimento de torção. Este desaparece na radiografia feita em decúbito dorsal.

Resta determinar se a idade de constituição da lesão se situa no mesmo período ou se é variável diante de qualquer prognóstico.

Para isso, seria preciso radiografar todas as crianças das classes maternais até as classes de terceiro ano de determinado estabelecimento escolar.

Em compensação, julgamos que a idade da constituição da escoliose é um elemento de prognóstico para certas escolioses de etiologia conhecida (em particular, para aquelas de origem paralítica).

Então, para as escolioses idiopáticas de forma torácica, estabelece-se o prognóstico em função:

✳ *do ângulo de torção;*

✳ *do número de articulações abrangidas pela rotação patológica:*

  * *quando diz respeito a uma única articulação, o potencial evolutivo é fraco,*

  * *aumenta quando abrange duas articulações.*

A idade do aparecimento da escoliose não pode ser considerada elemento de prognóstico.

A idade de constituição é determinante para certas etiologias.

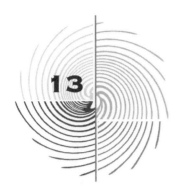

ESQUEMA DA CONSTITUIÇÃO E DO DESENVOLVIMENTO DA ESCOLIOSE

ETIOLOGIA → LESÃO PROVOCANDO UMA RUPTURA DO EQUILÍBRIO RAQUIDIANO

ROTAÇÃO ESPECÍFICA (PARA A FORMA TORÁCICA)
+
CONSTANTE DE EQUILÍBRIO

FORÇA DE TORÇÃO
+
CURVATURAS FISIOLÓGICAS

- DESVIO ESSENCIALMENTE ANTEROPOSTERIOR EM DORSO CAVO PROJETADO LATERALMENTE

- DESVIO LATERAL

UMA CURVA NO ESPAÇO

IMAGEM RADIOGRÁFICA DE UMA CURVATURA E DUAS HEMICURVATURAS

PRESSÕES LOCALIZADAS NO PILAR CÔNCAVO

PERTURBAÇÃO DO CRESCIMENTO

DISSIMETRIA DOS PILARES*

IRREDUTIBILIDADE DA CURVATURA DEVIDO AO DESAPARECIMENTO DO ENDIREITAMENTO RAQUIDIANO

PRESSÕES PERMANENTES DO DISCO

PERTURBAÇÕES FÍSICO-QUÍMICAS DO DISCO

INÍCIO DE DEGENERESCÊNCIA — — — PERTURBAÇÃO DO CRESCIMENTO VERTEBRAL

MODIFICAÇÃO DE SUA FUNÇÃO   MODIFICAÇÃO DA FORMA DAS VÉRTEBRAS

PRESSÕES PERMANENTES E DISSIMÉTRICAS DO CORPO VERTEBRAL E ARCO NEURAL — — — *AGRAVAÇÃO*

---

* Em conseqüência, em relação ao eixo de simetria, modificação na orientação dos movimentos articulares.

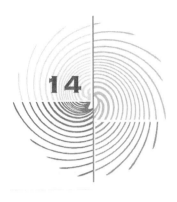

RADIOGRAFIAS EM INCIDÊNCIA GLOBAL

Elas têm o mérito de ser um exame relativamente simples. É um critério comum aos ortopedistas que lhes permite uma visão global da deformação escoliótica. Permitem julgar a evolução e comparar a eficácia de cada técnica terapêutica. Todavia, não se deve perder de vista seu limite, em particular, elas só refletem uma imagem que é a resultante das diferentes componentes.

Cinco incidências podem ser realizadas:

※ No caso de uma escoliose torácica idiopática superior a 80°, que se apresenta com uma cifose paradoxal, partindo da incidência de frente padrão e fazendo girar a criança do lado da convexidade, temos a seguinte ordem:
 1) frente padrão;
 2) plano de eleição da curvatura;
 3) perfil padrão;
 4) plano zero;
 5) perfil eletivo.

Observar que a face específica da vértebra se situa na vizinhança do plano de eleição da curvatura (seja antes ou depois, conforme o ângulo da rotação-torção da vértebra-ápice). O mesmo acontece ao perfil específico dessa vértebra que está na vizinhança do plano zero da curvatura.

※ Para uma escoliose torácica idiopática de gravidade média que, então, se acompanha de um dorso cavo, a ordem é diferente:
 1) frente padrão;
 2) plano zero;
 3) perfil fisiológico;
 4) plano de eleição;
 5) perfil específico.

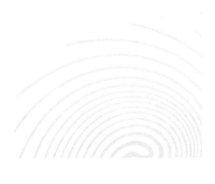

Observar que a face específica da vértebra-ápice se encontra na vizinhança do plano zero, enquanto o perfil específico dessa vértebra se situa na vizinhança do plano de eleição.

RADIOGRAFIAS DE FRENTE PADRÃO

Essas radiografias são feitas em posição ortostática em pé e em decúbito. As incidências em posição em pé são feitas sistematicamente durante todo o curso do tratamento. Permitem detectar eventuais anomalias e avaliar a importância da deformação nesse plano. Mostram em grande parte o deslocamento lateral da vértebra-ápice.

O ângulo da curvatura incorpora uma parte das componentes lateral e anteroposterior, que se situam na região das vértebras-ápice. Ele incorpora igualmente as inclinações dos segmentos sobre e subjacentes devido à cuneiformização dessas vértebras.

Os limites dessa incidência são seguros. Essa radiografia de frente padrão corresponde à radiografia de frente das vértebras-limite. Em caso algum podemos aí pretender avaliar a componente lateral.

PERFIL PADRÃO

É uma incidência bastante clássica que mostra em parte os deslocamentos anteroposteriores da coluna.

Devido à rotação-torção, praticamente só as vértebras-limite são vistas de perfil.

É preciso também conhecer seus limites; em caso algum ela evidencia a componente anteroposterior.

PERFIL ESPECÍFICO DE ELEIÇÃO

É uma radiografia feita em pé. As vértebras-ápice da curvatura devem apresentar seu plano sagital paralelo à chapa e perpendicular aos raios, o que corresponde à ortogonal da face real.

Para determinar esse plano, é preciso avaliar o ângulo de rotação em questão e girar um ângulo correspondente com o objetivo de fazer essas vértebras se apresentar de perfil. Não é possível abranger todas as vértebras da curvatura em uma mesma incidência. Ela mostra que as vértebras-ápice estão em extensão e não em flexão. Demonstra que a projeção posterior dessas vértebras, no caso de uma cifoscoliose, é somente um deslocamento e não um movimento elementar intra-articular.

Essa incidência anula as componentes laterais das curvaturas. Isola as deformações anteroposteriores e demonstra que se trata sempre de "dorso cavo intervertebral"(ver p. 85).

O PLANO ZERO

É o plano teórico no qual se faz desaparecer os deslocamentos laterais, anteroposteriores e de torção.

Todavia, duas observações se impõem devido à curva reversa:

* no caso de escolioses muito importantes, superiores a 80°, o plano que encerra a porção da curvatura que vai da vértebra-limite superior à vértebra-ápice, não pode ser sobreposto ao plano que encerra a porção que vai da vértebra-limite inferior à vértebra-ápice. Uma vez que a vértebra-limite superior é mais projetada anteriormente que a vértebra-limite inferior, é preciso proceder por porção de curvatura.
* Para as escolioses em S, há um plano zero para cada curvatura. O plano zero é uma incidência difícil de realizar.

ANÁLISE DO PLANO DE ELEIÇÃO

Quando uma escoliose se constitui, a vértebra-ápice efetua um deslocamento no plano axial. No início, ela será projetada anteriormente. Com a evolução da curvatura, ela continuará a se deslocar, mas em sentido oposto, e tornar-se-á cada vez mais posterior.

As vértebras-limite se deslocarão igualmente no plano horizontal, porém em sentido oposto àquele da vértebra-ápice. Esses movimentos não estão em relação única com o ângulo de torção, mas com o conjunto das componentes.

Uma radiografia feita em plano de eleição de Stagnara consiste em pôr o plano que passa pelas vértebras-limite e a vértebra-ápice paralelo à chapa e perpendicular aos raios. É preciso fazer girar a criança do mesmo modo que as vértebras são projetadas fora do plano frontal:

* quando a escoliose está associada a um dorso cavo, a vértebra-ápice está situada mais para a frente que as vértebras-limite. A criança deverá se deslocar no sentido da torção;
* porém, em uma escoliose associada a uma cifose paradoxal, a vértebra-ápice está situada posteriormente em relação às vértebras-limite. A criança deverá se deslocar no sentido inverso da torção.

(Consideremos este último caso, isto é, uma escoliose idiopática torácica de um ângulo de curvatura superior a 70°. É preciso fazer girar a criança portadora dessa deformação no sentido oposto à sua torção, isto é, da direita para a esquerda, de trás para a frente, se a gibosidade estiver à direita. Ela continua girando até que as três vértebras em questão estejam paralelas à chapa.)

O ângulo de curvatura obtido em um plano de eleição é geralmente superior àquele obtido em uma radiografia de frente padrão.

TENTATIVAS DE EXPLICAÇÕES

Esse movimento efetuado pela criança tem repercussões em três níveis:

* do segmento da vértebra-ápice,
* das vértebras-limite,
* de todas as vértebras encerradas entre a vértebra-ápice da curvatura maior, até a vértebra-ápice da curvatura sobrejacente.

No segmento da vértebra-ápice

O movimento efetuado pela criança tem como efeito colocar as vértebras-ápice em uma posição próxima de seu plano frontal fisiológico. (Elas não se apresentam obrigatoriamente de frente, posto que, como vimos, seu deslocamento posterior é determinado tanto pelo ângulo de torção como por aquele das outras componentes.)

Em uma radiografia de frente, o ângulo da curvatura descrita pelas três vértebras do segmento-ápice (a vértebra-ápice sobre e subjacente) tem praticamente o mesmo valor que aquele em uma incidência em plano de eleição.

Em uma radiografia de frente padrão, devido à torção, essas vértebras se apresentam em uma posição intermediária entre a frente e o perfil. Seu ângulo de curvatura incorpora então uma parte de cada componente. Enquanto, em um plano de eleição, é essencialmente o valor da componente lateral que é posto em evidência.

É preciso lembrar que na vértebra-ápice, no caso de uma escoliose torácica dessa importância, o valor da componente anteroposterior é então compensado pelo aparecimento da componente lateral.

Nas vértebras-limite da curvatura

O movimento efetuado pela criança para colocar a curvatura no plano de eleição tem como efeito fazer girar na mesma proporção as vértebras-limite e suas sobre e subjacentes. Elas se apresentam em uma posição intermediária entre a face e o perfil.

Nesses segmentos, a componente lateral é praticamente nula. Só existe a componente anteroposterior que, por ocasião do movimento da criança, será projetada nessa nova direção.

O deslocamento terá então como efeito nada suprimir da componente lateral (visto que ela é praticamente nula), porém incorporar uma parte da componente anteroposterior nesses segmentos.

No segmento das vértebras entre a vértebra-ápice da curvatura maior e a vértebra-ápice da curvatura sobrejacente

Se dividirmos a curvatura maior em duas porções de curvatura (uma sobre e uma subjacente em relação à vértebra-ápice), o aumento da angulação ocorrerá em grande parte na curvatura sobrejacente.

Isso ocorre porque a projeção anterior da vértebra-limite superior é mais importante que a projeção da vértebra-limite inferior.

Em uma incidência feita em plano de eleição, a projeção no plano sagital de D1 aparece em um plano frontal.

O aumento do ângulo da curvatura é devido à projeção anterior da cabeça.

Assim, o aumento do ângulo da curvatura em uma incidência em plano de eleição deve-se a dois aditivos:

* nas vértebras-limite, a evidência parcial de sua componente anteroposterior;
* na porção superior da curvatura, sua projeção anterior.

No segmento da vértebra-ápice, não há nenhuma modificação.

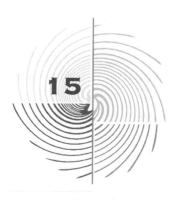

TENTATIVA DE RECONSTITUIÇÃO DA ESCOLIOSE

Tentamos reconstituir uma curvatura escoliótica com materiais diferentes.

Utilização de materiais indeformáveis

Fizemos duas montagens diferentes a partir:
* De vértebras de uma peça anatômica. Obtivemos uma escoliose, porém de fraca angulação. Esta deformação só era constituída por movimentos articulares, o que nos levou a constatar que um desvio constituído unicamente por esses movimentos não podia originar senão uma escoliose inferior a 30°.
* De peças de madeira. Modificamos as arestas a fim de reproduzir o elemento de cuneiformização. Reconstituímos então apenas parcial e muito imperfeitamente uma curvatura escoliótica.

Utilização de materiais plásticos

Utilizamos um material que se altera: a massa para modelar. Modelamos uma coluna da forma e dimensão de uma coluna vertebral. Colocamos sobre uma face considerada a parte posterior das vértebras pontos de referência metálicos, no lugar das apófises espinhosas e dos pedículos. Sobre ela imprimimos todas as diferentes componentes da escoliose.

Conseguimos reconstituir aproximadamente uma escoliose com todas as suas características e sobre todos os planos.

Nesses diferentes planos, as radiografias nos deram imagens quase idênticas àquelas feitas em uma criança escoliótica.

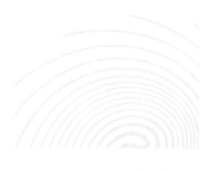

Recortamos essa "deformação conseguida" em tantos elementos quanto as vértebras abrangidas em uma curvatura. Ao examinar esses elementos, constatamos que todas essas peças estavam deformadas de modo semelhante às vértebras de uma peça anatômica. Essas deformações são efetivas e progressivas desde as extremidades das curvaturas até o ápice.

Assim, pudemos empilhar essas "vértebras deformadas", respeitando o espaço do disco intervertebral. Finalmente, conseguimos obter aproximadamente uma curvatura escoliótica.

A primeira montagem demonstra que os movimentos articulares não são suficientes para constituir uma escoliose de angulação superior a 30°.

O segundo caso nos permite constatar que movimentos articulares associados unicamente a uma cuneiformização não podem pretender a reconstituição fiel de uma curvatura escoliótica.

É então o conjunto todo que participa da formação de uma curvatura escoliótica, a matéria em questão deve ser plástica, que é o caso dos ossos em crescimento.

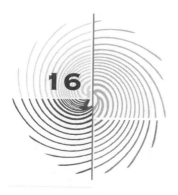

CAPÍTULO FINAL*

Após a publicação deste texto em 1979 pela Maloine S.A. éditeur em Paris, R. Perdriolle publicou cinco artigos em revistas indexadas, dando ênfase aos aspectos expostos neste livro e, mais importante, ilustrando a utilização de suas descobertas no prognóstico das curvas escolióticas idiopáticas torácicas e toracolombares. Declarou que não teve tempo suficiente para dedicar-se às curvas lombares, mas, sempre que teve em mãos material suficiente para aprofundar-se no estudo de um caso de curva maior lombar, encontrou má-formação na região L5-S1, capaz de explicar o desequilíbrio, colocando o caso fora do grupo de escolioses idiopáticas. Sem poder afirmar, por falta de estudo suficiente, acredita que as escolioses lombares tenham más-formações lombossacrais como etiologia mais freqüente e que sempre vale a pena uma pesquisa radiológica mais acurada quando tais casos se apresentam com aparência de escoliose idiopática.

I. A IMPORTÂNCIA DA EXTENSÃO E ROTAÇÃO VERTEBRAL NA CURVATURA ESCOLIÓTICA

O plano frontal é normalmente o mais valorizado na avaliação radiográfica e geralmente medido pelo método de Cobb (1948) (Fig. 1).

No plano sagital, apreciado em uma incidência de perfil, a região da curva escoliótica pode apresentar-se em dorso plano, cavo ou cifótico. Ao raios X as vértebras parecem seguir essa tendência, em ante ou póstero-flexão.

---

* Este capítulo foi redigido por Angela Santos com autorização do autor.

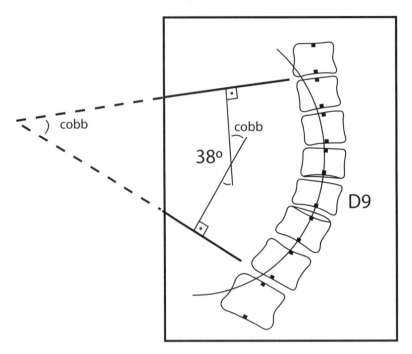

Fig. 1

O plano axial, horizontal, pode ser devidamente apreciado em uma tomografia, mas esta, sendo realizada em decúbito, não permitiria julgar a posição vertebral quando a coluna se encontra vertical, com a musculatura estática agindo contra a ação da gravidade. Coetsier, Vercanteren e Moerman (1977) realizaram um estudo crítico dos diferentes métodos propostos por diversos autores e finalmente propuseram uma avaliação que toma como referência as imagens dos pedículos da vértebra a ser estudada.

Componente do plano axial: elemento de prognóstico da curva escoliótica?

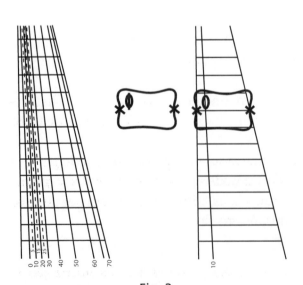

Fig. 2

Perdriolle, tomando como referência o pedículo da convexidade da vértebra em questão, desenvolveu o torciômetro para julgar, em uma incidência frontal, quanto determinado corpo vertebral parece "rodado" para um lado ou outro (ver p. 24-25).

Consideremos determinada vértebra contida em uma curva escoliótica. Em uma incidência anteroposterior o plano frontal *do paciente* é radiografado, e não o plano frontal *da vértebra*. Suponhamos que, com o auxílio do torciômetro, determina-se o grau de "rotação" dessa vértebra no espaço. Se o paciente for rodado o mesmo número de graus para o lado oposto ao da rotação do corpo da vértebra em questão, ela se encontrará colocada frontalmente ao aparelho de raios X.

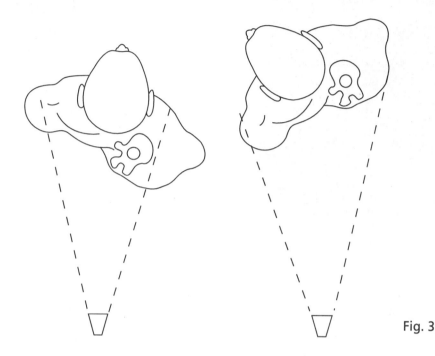

Fig. 3

A radiografia assim obtida será do plano frontal da vértebra, e não mais do paciente. Dessa forma, para cada vértebra deslocada no plano horizontal, pode-se calcular o número de graus de giro no plano horizontal, eleger um "plano de eleição" para verificar sua posição em seu plano frontal e, assim, seu posicionamento relativo às vértebras adjacentes.

Esse estudo, denominado *desenvolvimento analítico*, foi realizado pelo autor com uma peça anatômica de uma coluna escoliótica (Fig. 4):
* Radiografou-se o plano frontal de D1-D2.
* Fixou-se em um plano a imagem de D1-D2.
* Radiografou-se em seguida D2-D3.
* Fixou-se essa imagem sobrepondo-se as imagens de D2 das duas incidências.
* Radiografou-se D3-D4 sobrepondo-se as imagens de D3 das duas incidências e assim por diante.

Obteve-se assim uma curva única, sobrepondo-se radiografias segmentares seletivas frontais para cada vértebra. Constatou-se que não há rotação intervertebral entre duas vértebras consecutivas, com exceção do segmento da vértebra neutra superior e das duas vértebras adjacentes (ver p. 68).

Assim, demonstra-se que a imagem de deslocamento dos pedículos que pode aparecer em qualquer vértebra em uma radiografia de frente deve-se a dois movimentos distintos:
* No segmento da vértebra neutra superior, trata-se de uma rotação intervertebral que ocorre entre a vértebra neutra superior, e sua supra e subjacente.

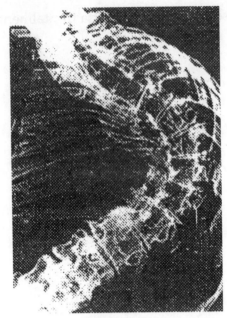

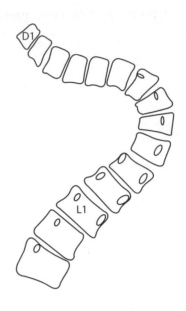

Fig. 4

DESENVOLVIMENTO ANALÍTICO FRONTAL

* Nos demais segmentos, trata-se de um deslocamento global em torção que ocorre nos três planos do espaço. É provavelmente induzido pela cintura escapular que desempenha papel de constante de reequilíbrio.

Assim, o autor propõe o estudo de duas medidas para estudar o componente axial da deformidade:
* Ângulo de torção, medido com o torciômetro na região da vértebra-ápice (aquela mais afastada do eixo de simetria). O ângulo é denominado *ang T*, que dá um valor ao movimento amplo de todo o segmento vertebral no espaço, visto que essa vértebra parece não ter um movimento intervertebral com suas vizinhas.
* Ângulo de rotação específica, assim denominado por só ocorrer nas formas torácicas, ou nas toracolombar que o autor assimila a formas torácicas, exatamente pela presença dessa rotação. É representado pela soma dos ângulos de rotação entre a vértebra neutra superior e sua supra e subjacentes. O ângulo é denominado *ang Rs*.

Componente anteroposterior — será que a cifoscoliose existe?

Para isolar essa componente é necessário radiografar o perfil anatômico das vértebras anulando a rotação-torção da vértebra analisada (Fig. 5).
Radiografou-se uma cifoscoliose torácica, segmento por segmento, de duas vértebras de L5 até D1. Depois, as radiografias foram montadas da seguinte maneira:
* Fixou-se a imagem de L4-L5.
* Em seguida, tomou-se a imagem de L4-L3, sobreposicionou-se L4 dessa radiografia sobre L4 da radiografia precedente e fixou-se a nova imagem.

* Em seguida tomou-se a imagem de L3-L2, sobreposicionou-se L3 dessa radiografia sobre L3 da radiografia precedente e assim por diante até D1.
* Obteve-se assim uma curva única, isolando a componente anteroposterior. Nesta curva todas as vértebras abrem na frente, estão em lordose.
* Um estudo semelhante (desenvolvimento analítico) foi realizado com uma peça anatômica de escoliose em S. Constatou-se que a componente anteroposterior descreve uma curva única, sempre em lordose, apesar da existência aparente de duas curvaturas de concavidade alternada visível no plano frontal (Fig. 6).
* Com base nessas constatações, realizaram-se em crianças escolióticas poucas radiografias idênticas em alguns segmentos vertebrais. Assim, foi possível examinar todos os segmentos de diferentes curvaturas, o que permitiu estabelecer o seguinte:
    * Em uma coluna escoliótica, todas as vértebras encontram-se em extensão, umas em relação às outras, seja qual for o segmento considerado.
    * Isoladamente, esta componente descreve uma curva única: trata-se de um dorso cavo.
* Estas constatações são constantes sejam quais forem:
    * O ângulo da curvatura.
    * A localização da curvatura principal.
    * A morfologia do indivíduo em dorso cavo ou em cifoscoliose.

Portanto, a cifoscoliose, apesar de existir morfologicamente, não existe no plano anatômico intervertebral. Neste plano existe sempre uma lordose. Assim, seria lógico falar-se em uma "cifose paradoxal". Só pode ser explicada pela agravação da componente lateral associada à rotação intervertebral.

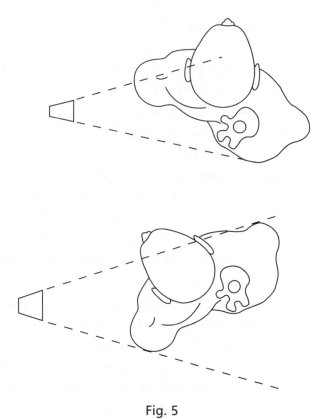

Fig. 5

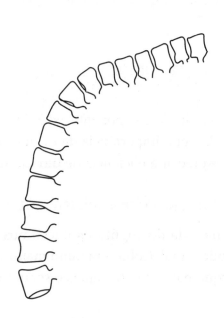

DESENVOLVIMENTO ANALÍTICO
Fig. 6

Estudos clínicos radiológicos e constatações

Em 49 prontuários de escolioses não tratadas durante a maior parte de seu tempo de evolução o autor encontrou:

* 6 escolioses infantis.
* 16 escolioses juvenis.
* 27 escolioses do adolescente*.

Chegou a algumas constatações:

* Os ângulos T e Rs têm seguramente uma relação nas escolioses de forma torácica:
  * Antes de 6 anos o ângulo T pode ser evolutivo.
  * De 6 anos a Risser 2 o ângulo T é pouco diferente do ângulo Rs.
  * A partir de Risser 3 o ângulo T continua a evoluir e pode ser nitidamente superior o ângulo Rs.
* O ângulo de rotação específica Rs nas formas torácicas é pouco evolutivo. Essa evolução é diferente de acordo com idade. Seis anos parece ser um limite:
  * Antes de 6 anos, o ângulo Rs é difícil de ser avaliado nos poucos casos que estudamos. Parece poder aumentar muito durante esse período nas escolioses não infantis.
  * De 6 anos a Risser 5, o ângulo Rs aumenta pouco. A maioria de nossos casos apresentou um aumento entre 5% e 50% no máximo. A curvatura no mesmo período pode aumentar mais de 200%. Essa evolução é fraca se o ângulo Rs for inferior a 8° após a idade de 6 anos.
* No final do crescimento existe certo paralelismo entre a importância do ângulo de Cobb e a do ângulo de rotação específica.

Interesse prognóstico

O estudo do componente axial deve permitir apreciar o prognóstico em duas áreas:

* Prever a importância da evolução espontânea de uma escoliose torácica.
* Apreciar a eficiência de um tratamento ortopédico em todos os tipos de escoliose.

1. Prognóstico evolutivo de uma curva torácica

A medida do ângulo Rs inicial nos raios X deve permitir prever a importância da curva escoliótica final. Cobb será tanto maior quanto maior o ângulo Rs inicial.

Esquematicamente, temos o seguinte:

---

* Para classificação, ver p. 139. Prontuários enviados por Queneau, Dubousset, Masse e Taussig; Du Peloux, da França; Sibilla Frassi, de Milão, Itália; Pinelli e Bechetti, de Gênova, Itália; Agostini, de Pádua, Itália.

Ângulo Rs inicial De 6 anos a Risser 1	Prognóstico	Cobb final Risser 5
Ângulo Rs < 8°	—	Cobb < 35°
Ângulo Rs entre 8° e 12°	—	Cobb entre 35° e 50°
Ângulo Rs entre 12° e 30°	—	Cobb entre 50° e 110°
Ângulo Rs < 30°	—	Cobb < 110°

2. APRECIAÇÃO DA EFICIÊNCIA TERAPÊUTICA

Esse estudo foi retomado em 200 prontuários radiográficos de escolioses tratadas ortopedicamente.

* Valor do ângulo Rs: é difícil avaliar corretamente Rs dentro de um colete. Mas parece, não é seguro, que ele não aumenta e pode até mesmo diminuir com um tratamento eficiente.

* Valor do ângulo T: em todas as escolioses a redução do ângulo T da vértebra-ápice é um bom elemento de prognóstico e de eficiência terapêutica. Só se podem esperar bom resultado final e boa redução do ângulo de Cobb se o ângulo T for reduzido de início.

Em termos práticos: corrigir a rotação é reduzir. Os métodos terapêuticos devem procurar sobretudo reduzir a rotação para ter efeito duradouro.

CONCLUSÕES

No plano sagital a escoliose leva a um movimento intervertebral em extensão, o que explica os dorsos cavos.

A cifoscoliose é a tradução de uma importante rotação-torção vertebral. Trata-se de uma pseudocifose ou uma cifose paradoxal.

Na prática terapêutica:

* Deve-se procurar corrigir a lordose e jamais exagerá-la.
* Nunca aumentar a retificação ou a lordose.
* Procurar posições cifosantes.
* Os coletes que tendem a lordosar devem ser adaptados, modificados para evitar esse agravamento.

No plano axial das escolioses torácicas, há deslocamento em rotação entre a vértebra neutra superior e sua supra e subjacente que corresponde à rotação específica. O cálculo desta deve dar uma idéia da gravidade e do risco evolutivo da curva escoliótica.

A medida da torção vertebral na vértebra-ápice, onde é máxima, deve permitir julgar a eficiência de um tratamento ortopédico.

II. EVOLUÇÃO E PROGNÓSTICO DE CURVAS ESCOLIÓTICAS IDIOPÁTICAS TORÁCICAS

AVALIAÇÃO DO ESTÁGIO PUBERTÁRIO SEGUNDO TANNER

O desenvolvimento dos pêlos pubianos, dos seios, dos testículos e do pênis foi descrito e codificado por Tanner (1962):

* Pêlos pubianos:

de p1 – ausência de pêlos

a p5 – pilosidade adulta

De forma análoga, classificou o desenvolvimento de:

* Seios:

de s1 a s5

* Pênis e testículos:

de t1 a t5

Porém, como forma e tamanho de seios, pênis e testículos são extremamente condicionados por características genéticas, portanto pessoais, classificar o estágio de desenvolvimento de acordo com esse código é muito impreciso. Já o desenvolvimento dos pêlos pubianos segue um ritmo aproximadamente igual para todos os indivíduos. Por essa razão, Perdriolle considera apenas os estágios de p1 a p5:

p1 Ausência de pêlos.

p2 Alguns pêlos esparsos, longos, embaixo, nos órgãos sexuais.

p3 A pilosidade torna-se mais densa, espalha-se para a região pubiana e começa a encrespar.

p4 Pilosidade de aspecto adulto: pêlos escuros, duros, crespos, mas a superfície recoberta permanece reduzida.

p5 Pilosidade adulta distribuindo-se pelo triângulo pubiano e região interna da coxa.

IDADE ÓSSEA

O atlas mais conhecido e utilizado para a determinação da idade óssea é aquele realizado por Greulich e Pyle (1959) com crianças americanas, que toma como critério os núcleos de ossificação e cartilagem de crescimento da mão esquerda.

A idade cronológica de um indivíduo nem sempre coincide com sua idade óssea. Pode estar em avanço ou em atraso em relação a ela. Essa comparação pode dar informações preciosas sobre a perspectiva de crescimento em dado momento.

O aparecimento do sesamóide do polegar coincide com o início da produção dos hormônios sexuais, portanto com o início da puberdade.

Risser

Após o aparecimento do sesamóide do polegar o tronco inicia seu estirão. A apreciação da idade óssea na região da mão não tem mais o mesmo interesse. Risser observou que há uma correlação entre o aparecimento do núcleo de ossificação das cristas ilíacas e o crescimento raquidiano.

Esse núcleo aparece no ano seguinte à primeira menstruação sobre a espinha ilíaca ântero-superior (Risser 1). Progride em direção à região posterior como um arco, mantendo-se separado da crista (Risser 2). Chega à espinha ilíaca póstero-superior mantendo-se separado dela (Risser 3). Começa a unir-se à espinha ilíaca póstero-superior (Risser 4). A fusão progride para a frente até completar a fusão (Risser 5).

Relacionamento dos dados (baseado em Tanner, 1962)

O momento do início da puberdade, ponto P (indicado pelo aparecimento do sesamóide do polegar), coincide normalmente com p2 (alguns pêlos esparsos nos órgãos sexuais, ver p. 136).

Nesse momento o tronco começa um estirão de crescimento, que causará uma piora da curva escoliótica.

A primeira menstruação ou a mudança de voz nos meninos ocorrem mais ou menos no meio do período pubertário, cerca de dois anos após o ponto P e de um ou dois anos antes do final do crescimento.

Risser aparece no ano que se segue à primeira menstruação e indica que o crescimento do tronco deve cessar em breve. Ele acreditava que o crescimento do tronco (portanto, da evolução da curva escoliótica) cessava em Risser 3. Hoje se considera que o final do crescimento pode prolongar-se até Risser 4 ou mesmo 5.

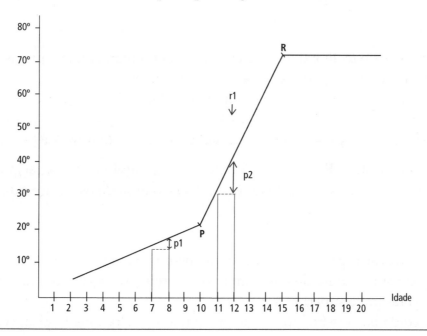

Para um estudo retrospectivo de 221 pacientes não tratados com escoliose idiopática torácica e toracolombar, seguidos de dois anos até a maturação esquelética completa, 6.200 casos foram encaminhados da França, Inglaterra, Itália, Espanha e Estados Unidos. Destes, apenas 221 casos foram mantidos para o estudo.

Os critérios utilizados para a seleção foram os seguintes:
* Apenas indivíduos não tratados.
* Apenas curvas torácicas e toracolombares nas quais as vértebras-ápice e as limite superior e inferior encontravam-se do mesmo lado do eixo de simetria.
* Todas as medidas em raios X anteroposteriores após 2 anos de idade e antes de qualquer tipo de tratamento.
* Apenas curvas que apresentavam rotação específica. As que não apresentavam acabaram por ter sua etiologia identificada.
* Apenas pacientes com um mínimo de duas radiografias anteroposteriores obtidas em intervalos de dois anos. Quando havia apenas um ano de intervalo, tomamos só os casos nos quais houve mais de 20° de evolução nesse período.

Antes da puberdade foi considerada a idade óssea conseguida por uma radiografia da mão e do punho. Se essa radiografia não estivesse disponível, considerava-se a idade cronológica.

Assim que sinais de puberdade eram detectados, considerava-se o desenvolvimento dos pêlos pubianos – p2, p3, p4, conforme descrito por **Tanner**.

Depois se utilizou a ossificação das cristas ilíacas conforme descrito por **Risser**.

A ROTAÇÃO ESPECÍFICA:

* De 0 a 6 anos pode ser estável ou aumentar.
* Após 6 anos é quase sempre estável.

A TORÇÃO:

* De 0 a 6 anos pode melhorar, permanecer estável ou piorar. Não é previsível.
* De Risser 1 a 5 a torção pode ser estável ou aumentar.
* De 6 anos a p2 o ângulo de torção é sempre constante.

O PROGNÓSTICO E O PADRÃO DE EVOLUÇÃO DE CADA CURVA SÃO BASEADOS:

* Em rotação específica (Rs), ângulo de torção (T) e ângulo de Cobb, segundo a idade, o estágio de desenvolvimento puberal (p1, p2…) e o grau de ossificação da crista ilíaca.

MEDIDAS

Os ângulos de rotação específica e torção foram medidos com um torciômetro (ver pp. 24-25).

Rotação específica é a soma dos dois ângulos de rotação registrados nas duas vértebras adjacentes à vértebra-limite superior (ver p. 68).

A torção é medida na vértebra-ápice que tem o maior deslocamento axial (ver pp. 24-25).

Quando o corpo vertebral é muito pequeno, utiliza-se um retroprojetor para amplificar a imagem em uma tela, o que permite utilizar a metade inferior do torciômetro e aumentar a precisão.

RESULTADOS

O padrão de evolução da curva escoliótica não é linear. No entanto, existem três estágios de evolução, quase sempre lineares, cada um de duração variável:
* período principal de aumento acelerado da curva;
* período secundário de progressão;
* período com quase nenhum aumento da curva.

Perdriolle classifica as escolioses de acordo com o período principal de evolução da curva:
* escoliose infantil: a progressão principal ocorre no primeiro ano de vida;
* escoliose juvenil-puberal: a progressão ocorre em qualquer momento entre 6 anos e p2 (corresponde ao início da puberdade);
* escoliose puberal: a progressão principal ocorre após p2.

ESCOLIOSE INFANTIL

Entre 67 casos que apresentavam escoliose antes dos 6 anos, 42 tornaram-se escolioses infantis. O principal período de progressão iniciou-se no primeiro ano de vida e seguiu-se por um período de menor aumento da curva. Aqui três subgrupos podem ser identificados:

> Aos 2 anos, ângulo de Cobb acima de 50°.
> Aos 6, acima de 100°. O principal período de progressão da curva dura três anos em média, com aumento de cerca de 30° por ano.

> Aos 2 anos, Cobb entre 30° e 50°.
> Aos 6, entre 50° e 100°. Aos 10, acima de 90°. O principal período de progressão da curva dura oito anos em média, e a curva aumenta cerca de 10° por ano.

> Aos 2 anos, Cobb entre 15° e 30°.
> Aos 6, entre 40° e 60°. Aos 10, entre 60° e 90°. Aos 15, acima de 90°. O principal período de progressão dura quinze anos e a curva aumenta cerca de 7° ou 8° por ano.

Nestes três subgrupos, o principal período de progressão é seguido por um período de progressão secundário de menor severidade. O estirão da adolescência parece não ter papel importante no agravamento das curvas porque este ocorreu antes da puberdade.

Em todos os casos a rotação específica comportou-se da seguinte forma:
* antes dos 2 anos, maior que 5°;
* aos 4 anos, maior que 10°;
* aos 6 anos, maior que 20°.

ESCOLIOSE COM UM PERÍODO PRINCIPAL DE EVOLUÇÃO RETARDADO

Entre os 67 casos com radiografias anteriores aos 6 anos, 15 apresentaram um período principal de evolução retardado. Desde o aparecimento da curva há um pequeno período de aumento não tão importante seguido por um período de estabilidade até pelo menos 6 anos de idade. Cobb permanece entre 5° e 30°.

Aos 2 anos a rotação específica encontra-se abaixo de 5°. Aos 4 anos, abaixo de 10°; aos 6, abaixo de 20°.

Após os 6 anos, essas escolioses, com o período principal de evolução retardado, podiam ser divididas em dois subgrupos: escoliose juvenil-puberal e escoliose puberal.

ESCOLIOSE JUVENIL-PUBERAL

Entre os 72 pacientes com radiografias entre 6 anos de idade e p2, 40 eram portadores de escoliose juvenil-puberal. O período de aumento acelerado da curva podia iniciar-se a qualquer momento entre 6 anos e p2. Antes desse momento a curva permanece estável. O período principal de aumento acelerado da curva é curto e dura em média dois anos. No entanto, o aumento é severo e varia de 20° a 35° por ano. Um segundo período de evolução menos severa ocorre até a complementação da maturidade óssea. Assim como na escoliose infantil, o estirão da adolescência não tem grande influência porque o aumento principal ocorre antes de p2.

Nestas escolioses, aos 6 anos de idade o ângulo de torção encontra-se entre 12° e 15° e sempre abaixo de 20°, permanecendo estável até a puberdade.

ESCOLIOSE PUBERAL

Entre 111 pacientes com radiografias obtidas entre p2 e o completo amadurecimento ósseo, 65 classificaram-se neste grupo. O principal período de progressão ocorreu após p2. Até então Cobb era menor que 30° e a curva parece estar estabilizada. O principal período de agravação não foi maior que três anos e durou em média dois. O período principal de aumento da curva variou. Podia ser desde Risser 1, quando foi mais ou menos severo, até a completa maturidade óssea.

Nas escolioses puberais aos 6 anos o ângulo de torção é inferior a 15° e permanece estável até a puberdade.

ESCOLIOSES INFANTIS QUE REGRIDEM

Entre os 67 casos com raios X prévios aos 6 anos:
* 10 regrediram as escolioses;
* todos eram com ângulo de rotação específica abaixo de 5°;
* todas as escolioses haviam progredido, algumas antes dos 4 anos;
* seguiu-se um período de regressão iniciando aos 6 anos o mais tardar;
* os ângulos de Cobb ou de torção não tiveram importância prognóstica. Podiam atingir valores altos, como 66° de Cobb ou 22° de torção.

Apenas neste grupo foram incluídos os casos que foram submetidos a tratamentos ortopédicos com coletes porque todos pareciam ter potencial para regressão. A regressão linear, assim como a amplitude da regressão, não permitia creditá-la apenas ao tratamento.

Em escolioses com ângulo de rotação específica maior que 5°, não se observaram regressões tão importantes, mesmo naquelas que haviam sido tratadas. No entanto, não se pode dizer o que ocorreria a tais casos sem tratamento. A regressão pode ser total ou parcial, com ou sem tratamento.

ÍNDICES UTILIZADOS PARA PROGNÓSTICO DE ESCOLIOSES IDIOPÁTICAS TORÁCICAS E TORACOLOMBARES

Antes dos 6 anos .... ângulo de rotação específica (Rs);
Dos 6 anos até a puberdade .... ângulo de torção (T);
Após o início da ossificação da crista ilíaca ... ângulo de Cobb.

CRIANÇAS ABAIXO DE 6 ANOS

Índice utilizado: o ângulo de rotação específica.

Não é importante seu valor exato, mas se está abaixo ou acima de um valor crítico de acordo com a idade do paciente:

$Rs > 5°$ .... até 2 anos
$Rs > 10°$ .... aos 4 anos
$Rs > 20°$ .... aos 6 anos

Qualquer uma dessas circunstâncias levará a Cobb > 100° ao final da maturidade óssea.

Se Rs for menor que o valor crítico em qualquer daquelas faixas etárias, só se pode estabelecer um prognóstico a curto termo. Estas escolioses não progredirão até após 6 anos e Cobb permanecerá abaixo de 30° até então. O prognóstico das curvas até completa maturidade óssea terá de ser estudado nessas crianças após 6 anos de idade.

Nestes casos as escolioses serão juvenis-puberais ou puberais.

CRIANÇAS ENTRE 6 ANOS E PUBERDADE (P3, P4)

Índice utilizado: o ângulo de torção T.
O valor crítico é 15°.

Ângulo T > 15°: Ângulo de Cobb maior que 90° no final da maturidade óssea. Período de agravação próximo aos 6 anos ou próximo a p2, com potencial igualmente severo.

Ângulo T < 15°: Ângulo de Cobb entre 10° e 90° no final da maturidade óssea – são as escolioses puberais.

Estas podem ser divididas em três subgrupos de acordo com o ângulo de torção:
* Ângulo T entre 10° e 15° .... Cobb entre 70° e 90° na maturidade óssea.
* Ângulo T entre 5° e 10° ..... Cobb entre 40° e 70° na maturidade óssea.
* Ângulo T < 5° .... Cobb entre 40° e 70° na maturidade óssea.

A ESCOLIOSE

Estas são escolioses de gravidade média. Para todas as escolioses puberais o período de início da progressão coincide com o início da puberdade, seja qual for o início da escoliose.

APÓS O INÍCIO DA OSSIFICAÇÃO DA CRISTA ILÍACA (R1)

Nessa faixa etária o parâmetro utilizado é o ângulo de Cobb.
O ângulo de torção não tem mais significado prognóstico.

* Ângulo acima de 70° em Risser 1 .... Ângulo acima de 90° em Risser 5
* Ângulo entre 50° e 70° em Risser 1 .... Ângulo entre 70° e 90° em Risser 5.
* Ângulo entre 10° e 30° em Risser 1 .... Ângulo entre 10° e 40° em Risser 5
* Ângulo abaixo de 30° em Risser 1 .... Ângulo inferior a 40° em Risser 5.

DISCUSSÃO

É comum que as escolioses só sejam diagnosticadas no período de aumento da deformidade. Muitos autores fizeram prognósticos da deformidade com base na idade do paciente no momento do diagnóstico e no valor do ângulo de Cobb. Nesse estudo o autor classifica as escolioses de acordo com seu principal período de evolução.

Muitas radiografias são realizadas por várias razões tais como trauma, exames pulmonares etc., o que torna possível verificar que escolioses torácicas ocorrem muito precocemente, não apenas as escolioses infantis mas também as puberais. Dos 15 casos de pacientes com escolioses juvenis-puberais e puberais que tinham radiografias tomadas por várias razões antes dos 6 anos de idade, observou-se que escolioses torácicas e toracolombares idiopáticas iniciaram-se antes dessa idade, não importando quando ocorreu o principal período de progressão da curva.

Segundo o autor, então, escolioses idiopáticas torácicas e toracolombares devem aparecer nos primeiros anos da infância. Por outro lado, encontrou pacientes com outras formas e outras etiologias cujas curvas apareceram mais tarde.

O prognóstico não mais deve ser baseado:
* na idade do descobrimento da deformidade;
* no valor do ângulo da curva.

O prognóstico deve ser baseado no relacionamento de outros parâmetros:
* ângulo da curva;
* rotação específica;
* torção.

Essas medidas devem ser feitas nos mesmos raios X, obtidos na posição em pé.

Realizado desta forma, o prognóstico pode prever o ângulo da curvatura ao final da maturidade esquelética e descrever a evolução da curva ao longo dos anos de crescimento da criança.

Alguns autores descrevem dois períodos de aumento acelerado da deformidade: um durante a infância, outro na puberdade. Os estudos aqui apresentados demonstram que há um único período de evolução acelerada após o aparecimento da deformidade. Esse período pode ser precoce nas escolioses infantis ou mais tardio nas escolioses juvenis-puberais e puberais. Esse período de evolução é sempre precedido de um período de estabilidade da deformidade.

Deve-se observar que os termos "infantil", "juvenil-puberal" e "puberal" designam o período de piora mais acelerada da curvatura escoliótica e não a idade na qual o diagnóstico foi feito ou a deformidade apareceu.

As escolioses juvenis-puberais são homogêneas. Podem aparecer a qualquer momento entre 6 anos e p2, mas sempre têm prognóstico semelhante e um mesmo tipo de curva de progressão. *Exemplo*: se com 7 anos uma curva com Cobb 50° evolui 7° a 8° por ano, estamos diante de uma escoliose infantil do 3° subgrupo. Se aumenta 20° no ano, estamos diante de uma escoliose juvenil-puberal.

Esses parâmetros são descritos para escolioses torácicas e toracolombares idiopáticas não tratadas. Não se devem fazer raciocínios análogos quanto ao ângulo de torção para casos de curvas lombares ou de etiologia conhecida. Por exemplo, nas primeiras o ângulo de torção permanece estável dos 6 anos até o início da puberdade, nas lombares ou de outras etiologias o ângulo de torção varia e em geral aumenta proporcionalmente ao ângulo de Cobb.

Nas escolioses torácicas idiopáticas, o valor do ângulo de rotação específica determina o ângulo de torção a partir dos 6 anos e este determinará o ângulo de Cobb no final da maturidade óssea. E, lembrar sempre, a cronologia dessa escoliose é muito diferente da cronologia das outras escolioses.

Muitos autores concordam que o principal momento de aceleração da deformidade ocorre no estirão da adolescência. Isso provavelmente porque a maioria das escolioses é puberal. No entanto, as escolioses infantis e juvenis-puberais com curva acima de 80° em p2 não mais aumentarão proporcionalmente durante o estirão da adolescência, quando seu aumento pode ser suave.

Parece evidente que a evolução da escoliose se define no momento de seu estabelecimento. Seu aumento parece relacionar-se com fatores biomecânicos e biológicos anormais. O aumento da escoliose durante o período de estirão da adolescência tem sido atribuído a fatores biológicos anormais. No entanto, se isso for verdadeiro, devemos considerar que o aumento da curva que ocorre antes da puberdade, nas escolioses infantis e juvenis-puberais, deve ser causado por outros fatores biológicos anormais.

ÂNGULO DE METHA

A escoliose do recém-nascido é freqüentemente de curva única esquerda, de cerca de 20°, abrange 8 a 10 vértebras e atinge indiferentemente os dois sexos. Ela se reduz parcialmente em decúbito ventral ou suspensão.

70% a 80% dos casos regridem espontaneamente. Os demais casos evoluem de forma severa.

Os trabalhos de Metha (1972) estabelecem um critério radiológico que permite uma previsão da evolução da curvatura.

Em uma coluna normal de recém-nascido, o eixo do colo e cabeça da costela forma um ângulo com o eixo vertical do corpo da costela. Esse ângulo é aproximadamente igual de um lado e outro da mesma vértebra.

Em uma escoliose, a rotação vertebral leva a um rebaixamento das costelas do lado convexo e a uma elevação do lado côncavo. O fenômeno é máximo na vértebra-ápice.

O ângulo entre a costela e a vértebra diminui do lado convexo e a diferença entre um ângulo e outro dos lados da mesma vértebra é denominado índice de Metha.

A extremidade interna da imagem costal aproxima-se da imagem do corpo vertebral do lado convexo, podendo até sobrepor-se. Este é um sinal a ser levado em consideração:

* fase I: quando a cabeça da costela se aproxima da vértebra sem tocá-la;
* fase II: quando a cabeça da costela se sobrepõe à vértebra.

Nas formas que regridem, o índice é menor que 20° e as peças ósseas permanecem na fase I. A passagem da fase I para a fase II ou o aumento do índice de Metha confirma um prognóstico desfavorável.

A torção vertebral muda a orientação da porção da costela entre a cabeça e o ângulo posterior. Perdriolle acredita que essa porção posterior é obscurecida pelo corpo vertebral. É a projeção da porção da costela além do ângulo posterior que aparece nos raios X dando a impressão de que a costela encontra-se quase vertical a partir de sua articulação com a vértebra. Chega a essa conclusão realizando raios X anteroposteriores da coluna onde aparece a verticalização da costela da convexidade e depois, rodando a coluna e radiografando o plano frontal da vértebra, quando se vê que a verticalização não é real. Lembra trabalhos (Scott, 1959) nos quais observou ângulos costovertebrais muito diminuídos em escolioses que regrediram e que se podem confundir escolioses com potencial de regressão com escolioses infantis progressivas. Por outro lado, uma escoliose infantil antes de sofrer uma torção mais importante pode apresentar um ângulo vertebrocostal dentro de limites normais.

Assim, volta a defender a observação do ângulo de rotação específica desde os primeiros meses de vida como o melhor meio para diferenciar uma escoliose infantil de uma escoliose que regredirá ou de uma que apresentará piora em períodos mais tardios da vida.

O TRABALHO DE DUVAL-BEAUPERE

Segundo Duval-Beaupere *et al.* (1970), escoliose é uma moléstia que evolui com o crescimento, progride em uma função linear com o tempo em ritmo desigual de um indivíduo para outro e de um período para outro.

A piora evolutiva da escoliose parece estar ligada à puberdade. Colocando-se os dados sobre um gráfico, verificar-se-ia um aclive pré-puberdade suave, de piora de 0 a 3° por ano. O início da puberdade marcado pelo ponto P marca também o início de um aclive íngreme, chegando a pioras de 5 a 20° por ano durante toda a puberdade. A subida interrompe-se no final do período, no ponto R, e a linha torna-se horizontal (ou eleva-se levemente) durante a idade adulta.

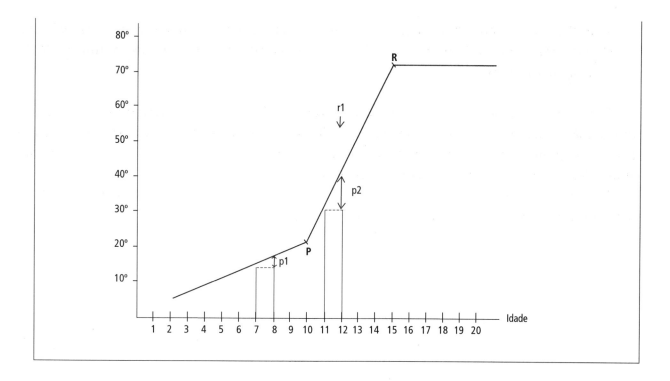

Perdriolle considera o trabalho de Beaupere importantíssimo, apesar de algumas de suas conclusões darem a impressão de entrar em conflito com as dela. Acredita que isso se deva a:
* seu trabalho envolver apenas curvas torácicas e toracolombares;
* segundo ele, as radiografias por ela estudadas foram realizadas em decúbito enquanto ele utilizou apenas radiografias em posição ortostática.

III. Morfologia da escoliose: evolução tridimensional

Observados no plano sagital, os indivíduos portadores de escoliose idiopática não apresentam curvas cifóticas ou lordóticas normais. Podem apresentar:
* Lordose lombar fisiológica que se estende até a região torácica.
* Dorso plano.
* Cifose torácica aumentada.

Estas características pertenceriam a três diferentes tipos de escoliose ou seriam três diferentes estágios de evolução de uma mesma deformidade?

Seriam devidas a modificações que se manifestariam apenas no plano sagital ou resultariam de movimentos vertebrais nas três dimensões do espaço?

Como já amplamente discutido, sabemos que radiografias anteroposteriores ou sagitais da criança não correspondem à visão frontal ou sagital da vértebra.

Uma radiografia frontal e sagital da criança dá uma imagem imperfeita da realidade.

Assim, cada componente da deformidade deve ser analisada separadamente, radiografando-se os planos sagital e frontal anatômicos **da vértebra**, o que finalmente irá permitir:

* explicar a mudança morfológica do perfil da criança com a progressão da deformidade;
* encontrar uma incidência radiográfica que possibilitará a visão da maior amplitude de projeção da curva.

Com essa finalidade um estudo foi realizado com 500 crianças portadoras de escolioses idiopáticas torácicas e toracolombares do Hospital Regional de Montpellier do Centro Ortopédico Maguelone. Limitou-se ao período de crescimento, e as observações foram realizadas antes que qualquer tratamento fosse iniciado.

Com a utilização do fio de prumo (Fig. 7) localizou-se a vértebra mais posteriorizada e, dependendo de seu nível, classificava-se cada caso como:

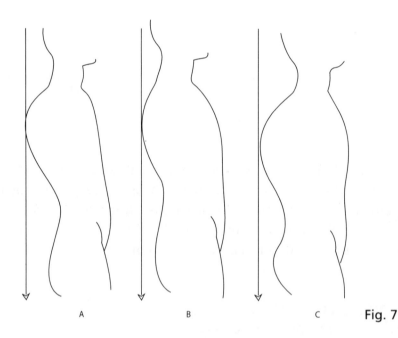

Fig. 7

* lordose toracolombar quando essa vértebra situava-se acima de T6-T7;
* dorso plano quando essa região mais posterior correspondia a várias vértebras;
* cifose se o elemento mais posteriorizado correspondesse à vértebra-ápice da curvatura escoliótica.

As radiografias eram feitas na posição ortostática em incidências anteroposterior e lateral. Nos raios X anteroposteriores eram medidos:
* o ângulo de Cobb (Fig. 1), variou de 15° a 145°;
* o ângulo de torção com a ajuda do torciômetro (Fig. 2).

MEDIDAS RADIOGRÁFICAS DAS COMPONENTES SAGITAL E FRONTAL

Estas medições foram feitas em 20 crianças e em duas peças anatômicas considerando-se as três vértebras do ápice da curva.

Primeiro calculava-se o valor da torção da vértebra-ápice nos raios X anteroposteriores da criança, em seguida girava-se a criança de tal forma a obter-se a posição frontal (Fig. 3) ou sagital (Fig. 5) anatômica da vértebra-ápice, colocando-se a chapa paralela a esse plano.

Para cada projeção media-se o ângulo do segmento apical (vértebra apical mais a superior e a inferior).

Resultados

Componente axial ou horizontal: há evidentemente um deslocamento em rotação que faz parte do movimento combinado em três dimensões que o autor denomina "torção" para diferenciá-lo do movimento rotacional intervertebral que ocorre em um único plano. Esse deslocamento é máximo na vértebra-ápice.

Componente sagital: estudos anteriores já demonstraram que em uma curva escoliótica todas as vértebras encontram-se em extensão (lordose) umas em relação às outras (Fig. 6).

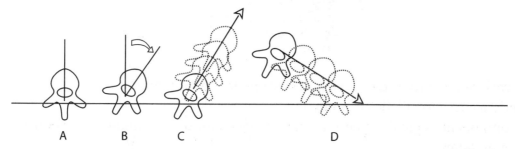

Fig. 8

DESLOCAMENTOS PATOLÓGICOS NO PLANO HORIZONTAL.
A- Posição inicial.
B- Deslocamento devido à componente axial.
C- Deslocamento devido à componente sagital.
D- Deslocamento devido à componente frontal.

Neste estudo observou-se que, com o agravamento da curvatura escoliótica, a vértebra-ápice desloca-se anteriormente em um movimento lordótico (Fig. 8c).

Com o aumento da torção essa lordose também se desloca lateralmente (Fig. 8d). Quanto maior a torção, maior o deslocamento lateral. Por essa razão, o deslocamento sagital ocorre para a frente, em um plano oblíquo, intermediário entre os planos frontal e sagital da criança (Fig. 8c).

Componente frontal: a radiografia do plano frontal anatômico da vértebra-ápice mostra que há inclinação lateral de uma vértebra em relação à outra.

Além disso, com o agravamento da curvatura, há uma migração do corpo vertebral no plano frontal.

Considerando-se os planos da criança, essa lateroflexão desenvolve-se também em um plano com componente anteroposterior, que será maior, quanto maior a torção. Assim, a inclinação frontal ocorre em um plano oblíquo entre os planos sagital e frontal da criança.

Curvaturas sagital e frontal

A progressão do ângulo de torção não é proporcional ao aumento do ângulo de Cobb embora Cobb aumente com o aumento das componentes sagital e frontal. Com o aumento da curvatura escoliótica, o aumento de cada componente ocorre respeitando proporções diferentes (Fig. 9).

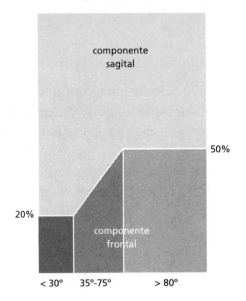

Fig. 9

Essa variação de proporções leva a deslocamento da vértebra-ápice.

Quando a curva escoliótica é pequena:

* a componente sagital é quatro a cinco vezes maior que a frontal, a componente sagital é preponderante;
* a vértebra-ápice encontra-se lateralizada e anteriorizada em relação à vértebra-limite superior (Fig. 10a);
* a criança parece ter uma lordose toracolombar.

Quando a curva escoliótica piora:

* a componente frontal piora mais;
* a vértebra-ápice desloca-se lateral e posteriormente por causa da torção;
* a vértebra-ápice encontra-se no mesmo plano frontal da vértebra-limite superior (Fig. 10b);
* a criança parece ter um dorso plano.

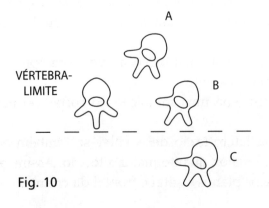

Fig. 10

POSIÇÃO DA VÉRTEBRA-ÁPICE EM RELAÇÃO À VÉRTEBRA-LIMITE.
A- Na lordose toracolombar.
B- No dorso plano.
C- Na cifose paradoxal.

Se a curva escoliótica continua a piorar:
* a vértebra-ápice continua a deslocar-se lateral e posteriormente;
* passa a situar-se posteriormente ao plano da vértebra-limite superior;
* a criança passa a apresentar uma "cifose morfológica" (Fig. 10c);

Essa cifose é paradoxal porque uma incidência radiográfica no plano sagital da vértebra mostra a vértebra em póstero-flexão, portanto em lordose.

Discussão

Antes de tudo é bom relembrar que esse estudo foi realizado com formas de escolioses idiopáticas torácicas e toracolombares, durante período de crescimento até Risser 5.

A curva escoliótica é matematicamente definida como reversa, isto é, não pode ser inscrita em um único plano, é tridimensional por definição. Por isso não há uma projeção radiográfica, bidimensional, que possa reproduzi-la com precisão. Mas um plano que passe pelas duas vértebras-limite e a vértebra-ápice poderia dar a melhor projeção da curva escoliótica (Deacon, Flood e Dickson, 1984).

A placa dos raios X deve ser posicionada paralelamente a esse plano. Conforme sugerido por Stagnara (1953) e Du Peloux, Fauchet e Faucon (1965), esse plano pode ser calculado matematicamente a partir de radiografias-padrão anteroposteriores e laterais. A chapa radiográfica deve ser colocada paralela a esse plano. Grosso modo pode ter três diferentes orientações de acordo com o fato de a criança apresentar lordose toracolombar, dorso plano ou cifose (Fig. 11).

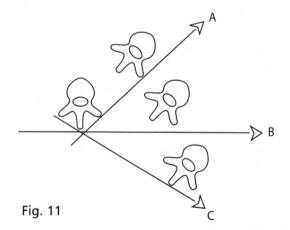

Fig. 11

POSIÇÃO DA CHAPA RADIOGRÁFICA PARA OBTENÇÃO DE IMAGEM DE MAIOR AMPLITUDE DA CURVA.
A- Lordose toracolombar.
B- Dorso plano.
C- Cifose.

Note que a projeção do raio em cada caso dá a impressão de torção:
* exagerada, no caso da lordose toracolombar;
* mantida, no caso de dorso plano;
* diminuída, no caso de cifose.

O propósito desse estudo é esclarecer a evolução natural da morfologia da criança durante a evolução da deformidade.

Em casos extremos de torção muito grande, 90° por exemplo, a aparência do plano sagital pode ser em cifose, o mesmo pode ocorrer até com ângulo de Cobb de 70°. Por outro lado, em um ângulo de Cobb de 70°, combinado com uma torção de 10° ou 15°, a aparência pode ser de lordose.

IV. ESCOLIOSE IDIOPÁTICA TRIDIMENSIONAL OU SUCESSÃO DE DEFORMIDADES BIDIMENSIONAIS

Neste último trabalho analisado (Perdriolle, 1987), o autor introduz uma nova idéia: procurar um plano bidimensional que contenha a melhor imagem da curva escoliótica no espaço. Este plano passaria pela vértebra-ápice e pela vértebra-limite superior e inferior.

Posteriormente, em 2001, publicou novo estudo com:

* 50 adolescentes (45 meninas 5 meninos);
* idade média de 13,8 anos;
* portadores de escolioses;
* ângulos de Cobb menores que 55° medidos no plano frontal anatômico.

Cada caso era analisado em uma reconstrução computadorizada em três dimensões. Isto era obtido de radiografias digitalizadas e um *software* denominado auto CAD, utilizado em arquitetura, no qual se lançavam pontos previamente marcados em cada vértebra. Identificavam-se as vértebras-limite e as vértebras-ápice de cada curva. Em seguida segmentava-se a coluna em três diferentes curvaturas, utilizando-se as vértebras-limite como vistas no plano frontal: curva torácica alta, curva torácica e curva lombar. Um **plano regional** era definido para cada curva, determinado pelas vértebras-limite e ápice de cada uma (plano LAL: limite-ápice-limite) (Fig. 12). Este plano regional coincidia com o plano determinado pela reconstrução em três dimensões na grande maioria dos casos.

Nas 50 reconstruções em três dimensões, estabeleceram-se 147 curvas regionais (torácicas altas, torácias e lombares). Destas 147, 134 eram contidas em um plano definido em duas dimensões. Considerando-se as três dimensões, todas as curvas escolióticas encontravam-se em um plano diferente dos planos frontal, sagital, horizontal ortogonais anatômicos; 91% das curvas regionais encontram-se em um plano determinado por duas dimensões (definido pelas vértebras-limite e ápice de cada curva). Assim, as curvas torácica alta, torácica e lombar são deformidades bi e não tridimensionais. Deve-se enfatizar que tais resultados dizem respeito a características segmentares da curva e não da deformidade total.

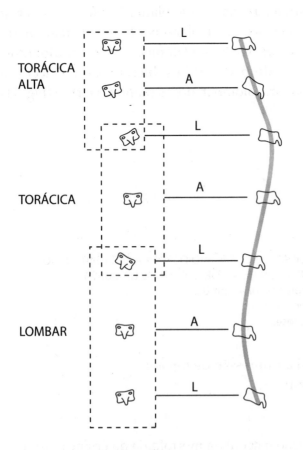

L - Vértebra-limite.
A - Vértebra-ápice.

Fig. 12

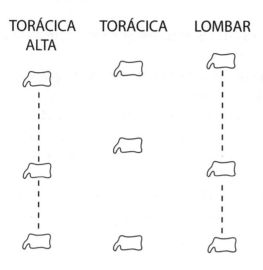

Fig. 13

Incidência paralela ao plano limite-ápice-limite.
Verdadeira incidência sagital da curva.

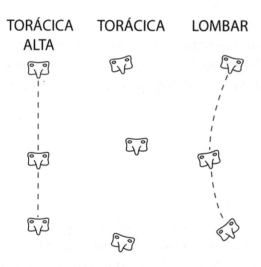

Fig. 14

Incidência ortogonal ao plano limite-ápice-limite.
Verdadeira incidência frontal da curva.

Esse estudo consegue comparar as vistas frontal e sagital gerais anatômicas do paciente (Fig. 12) com as vistas frontal e sagital de cada segmento (Fig. 13 e 14). Comparando-as, vemos que as curvas se apresentam de forma muito diferente de acordo com o ângulo de visualização:

* As curvas regionais frontais apresentam-se muito maiores que as mesmas curvas no plano geral anatômico do paciente (Fig. 14).
* As curvas regionais sagitais tornam-se linhas retas, portanto menores que as curvas que parecem no plano sagital anatômico do paciente (Fig. 13).

Observando-se as curvas de cima para baixo, em um plano horizontal, notou-se que a curva torácica alta está alinhada em uma direção diferente quando comparada com as curvas torácicas e lombares. Assim, para alinhar o ápice da curva com o eixo vertical central do corpo era necessário realizar uma rotação no sentido anti-horário para a curva torácica alta e no sentido horário para as curvas torácica e lombar.

Estes resultados não podem ser generalizados para curvas maiores que 55°. Outros estudos seriam necessários para tanto.

Confirma-se uma vez mais que a visualização da deformidade escoliótica em planos frontais e sagitais anatômicos do paciente não corresponde à deformidade no espaço.

A verificação de que a direção de rotação da curva torácica alta é diferente da direção da curva torácica e lombar concorda com os achados anteriores de Perdriolle e Vidal, que afirmam ter a região torácica uma rotação específica que poderia ser o fator desencadeador dos processos escolióticos dos segmentos inferiores.

Confirma-se que há um plano de visualização (plano LAL) da deformidade máxima, o qual é semelhante ao plano de eleição de Stagnara (1985) ou aos planos mais adequados descritos por outros autores (Stokes, 1994).

V. PROCESSO MECÂNICO E CRESCIMENTO CARTILAGINOSO

FATORES ESSENCIAIS NA PROGRESSÃO DA ESCOLIOSE

Como demonstrado em trabalhos anteriores, o autor acredita que o aparecimento das curvaturas escolióticas idiopáticas torácicas e toracolombares ocorre antes dos 2 anos, não sendo a idade do aparecimento da deformidade que determina sua evolução. Muitos fatores podem influenciar essa progressão:

* moléstia progressiva;
* índice de crescimento;
* puberdade;
* lesão inicial do disco;
* lesão na cartilagem de crescimento do corpo vertebral.

Além disso, a progressão pode ser resultado de fatores mecânicos que perturbam o crescimento ósseo. A progressão da curvatura coincide com a progressão das deformidades vertebrais. É importante entender se a piora da curva causa a deformidade ou a piora da deformidade causa a curva. A possibilidade de que um único fator seja comum a todas as escolioses não deve ser excluída.

Este estudo foi realizado com:

* 13 peças anatômicas;
* 11 tomografias computadorizadas de crianças portadoras de escoliose antes de Risser 5;
* 110 radiografias frontais de crianças portadoras de escoliose torácica ou toracolombar antes de Risser 5.

No estudo realizado com as 13 peças anatômicas:

* Constataram-se alterações degenerativas nulas em 6/médias em 5/graves em 2.
* Não se identificou idade ou causa, mas era evidente que nem todas eram idiopáticas.
* Deformidades em cunha dos corpos vertebrais apareciam em todas as peças.
* Estabeleceram-se medidas para analisar as alturas dos corpos vertebrais em três pontos específicos.

As alturas AA' correspondem ao lado convexo. CC' correspondem ao lado côncavo.

Quando o acunhamento não era total, havia um ponto de flexão. BB' representam a altura do corpo nesse ponto. Sua posição é variável (Fig. 15).

No estudo com as 11 tomografias computadorizadas também se estabeleceram as alturas AA' e CC' e calcularam-se as diferenças entre AA' e CC'.

No estudo com as 110 radiografias:
* Em 24 delas projetou-se a imagem de todas as vértebras, calcularam-se o ângulo de acunhamento de cada corpo e a soma da deformidade total.
* Nas 86 restantes apenas o acunhamento da vértebra-ápice foi calculado.
* Em 100 casos estudou-se a mobilidade intervertebral medindo-se o ângulo de Cobb na posição ortostática e em decúbito em lateroflexão corretiva (*bending test*), utilizando-se as mesmas vértebras-limite. Os ângulos de Cobb eram entre 35 e 55° (média de 46°).

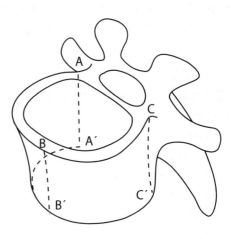

Fig. 15

Resultados

* A investigação limitou-se aos corpos vertebrais
* Observaram-se 113 vértebras em forma de cunha, 68 situadas na curvatura maior, 45 nas curvas adjacentes.
* Nas curvas maiores cada vértebra era em cunha, com exceção das vértebras-limite.

Descrição da deformidade em cunha

Era uniforme em apenas 6 vértebras. Não havia ponto de flexão ao longo do perímetro dos platôs vertebrais (Fig. 16a).

Em 107 vértebras a deformidade não era uniforme. Havia ponto de flexão (Fig. 16b).

Nessas vértebras a deformidade ocorria apenas do lado côncavo. De um lado a vértebra apresenta platôs planos e paralelos. De outro, os platôs apresentavam-se convergentes. A deformidade maior era póstero-lateral.

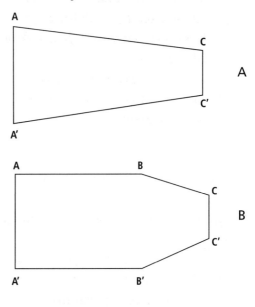

Fig. 16

Posição do ponto B

Em 94 vértebras o ponto B encontrava-se levemente deslocado em direção a C. Em 13 ele se encontrava deslocado em direção a A.

Relação entre deformidade cuneiforme e ângulo de Cobb

Constatou-se que o aumento da deformidade cuneiforme e o aumento do ângulo de Cobb eram concomitantes.

* Em todos os casos houve uma relação direta entre o ângulo de Cobb e a diferença entre a altura AA' e CC', medidos em todas as vértebras cuneiformes da curva maior.
* Nos casos de ângulo de Cobb mais graves observaram-se diferenças de até 60 mm. A maior parte desta diferença (75%) era devida às três vértebras na região do ápice.
* Nos casos em que apenas a vértebra-ápice era examinada, observou-se também uma relação linear entre aumento da deformidade em cunha e aumento do ângulo de Cobb. Essa relação é verdadeira para curvas mais graves ou menos graves.

Ausência de movimento de agravação

Nos *bending tests* realizados em 100 casos de escolioses com 46° em média, quando a criança inclinava-se para o lado côncavo, a média subia para 52°. Isso representa uma piora de 6°, o que significa uma piora de menos de 1° por articulação. Quando o *bending test* era para o lado convexo, corrigindo a curva, o movimento intervertebral era maior.

Discussão

Os resultados demonstram que a curvatura resulta parcialmente de deformação do corpo vertebral porque:

* Não há movimento vertebral nos planos sagital, frontal ou axial. A mudança de orientação é causada por deformação da vértebra e, assim, há torção da coluna!!!!
* Não existe aumento de movimento durante inclinação da coluna em direção à concavidade.
* Há relação linear entre a deformidade em cunha e o aumento do ângulo de Cobb.

Escoliose é torção. Sua piora durante o período de crescimento é resultado de perturbações do crescimento ósseo.

Aspectos mecânicos

Em artigo anterior o autor já concluiu que as curvas torácicas idiopáticas aparecem antes dos 2 anos e nem sempre pioram. O prognóstico pode ser determinado pela observação do valor do ângulo de rotação-torção. Este é um parâmetro mecânico, o que demonstra que fatores mecânicos predominam na piora da curva escoliótica.

Essas observações permitiram a hipótese de que, desde seu estabelecimento, a evolução da curva é determinada por um processo mecânico. A vértebra muda sua orientação, inclinando lateralmente no plano frontal e posteriormente no sagital. As forças intervertebrais tendem a concentrar-se no lado côncavo da curva. Isso aumenta a pressão mecânica no corpo vertebral na região do pedículo do lado côncavo, na junção das duas cartilagens de crescimento do corpo vertebral (as cartilagens neurocentrais e as epífises anulares). O crescimento é então perturbado nessa região. A forma se altera em cunha do lado côncavo da curva.

Essas observações demonstram a natureza mecânica da evolução da escoliose e contribuirão para um melhor entendimento biomecânico da escoliose e ajudarão no estabelecimento de procedimentos terapêuticos para a eliminação das curvas escolióticas desde seu estabelecimento.

REFERÊNCIAS BIBLIOGRÁFICAS

COBB, J. R. "Outline for the study of instructional course lecture". *Journal of the American Academy of Orthopaedic Surgeons*, 5, 1948, p. 261-75.

COETSIER, M.; VERCANTEREN, M.; MOERMAN P. "A new radiographic method for measuring vertebral rotation in scoliosis". *Acta Ortho. Belg.* 43, 1977, p. 598-605.

DEACON, P.; FLOOD, B. M.; DICKSON, R. A. "Idiopathic scoliosis in three dimensions. A radiographic and morphometric analysis". *Journal of Bone and Joint Surgery*, 66B, 1984, p. 509-12.

DU PELOUX, J.; FAUCHET, R.; FAUCON, B. *et al.* "Le plan d'election pur l'examen radiologique des cyphoscolioses". *Rev. Chir. Orthop.*, 51, 1965, p. 517-24.

DUVAL-BEAUPERE, G.; DUBOUSSET, J.; QUENEAU, P. *et al.* "Pour une theorie unique de l'evolution de la scoliose". *Press-Med France*, 78, 1970, p. 1141-46.

GREULICH, W. W.; PYLE, S. I. *Radiographic atlas of skeletal development of hand and wrist.* 2. ed. Stanford: Stanford University Press, 1959.

METHA, M. H. "The rib-vertebra angle in the early diagnosis between resolving and progressive infantile scoliosis". *Journal of Bone and Joint Surgery*, 54B, 1972, p. 230.

PERDRIOLLE, R.; VIDAL, J. "Etude de la courbure scoliotique. Importance de l'extention et de la rotation vertebrale". *Revue de Cirurgie Orthopedique France*, 67, 1981, p. 25-34.

_____. "Morphology of scoliosis: three-dimensional evolution". *Orthopedics*, 10, 1987, p. 909-15.

_____. "Thoracic idiopathic scoliosis curve evolution and prognosis". *Spine*, 10, 1985, p. 785-91.

PERDRIOLLE, R. *et al.* "Idiopathic scoliosis in three dimensions". *Spine*, 26, 2001, p. 2719- 26.

_____. "Mechanical process and growth cartilages". *Spine*, 18, 1993, p. 343-49.

RAINAUT, J.-J. *Les scolioses.* Paris: Édition Marketing, 1984.

RISSER, J. "The iliac apophysis. An invaluable sign in the management of scoliosis". *Clin. Orthop.*, 11, 1958.

SCOTT, J. L. "Resolving scoliosis". *Journal of Bone and Joint Surgery*, 41B, 1959, p. 105-13.

STAGNARA, P. *Les deformations du rachis*. Paris: Masson, 1985.

STAGNARA, P.; QUENEAU, P. "Scolioses évolutives em période de croissance. Aspects cliniques, radiologiques, propositions thérapeutiques". *Rev. Chir. Ortohop.*, 39, 1953, p. 378-449.

STOKES, I. "Three-dimensional terminology of spinal deformity: a report presented to the Scoliosis Research Society by the Scoliosis Research Society working group on #D terminology of spinal deformity". *Spine*, 19, 1994, p. 236-48.

TANNER, J. M. *Growth at adolescence*. Oxford: Blackwall Scientific, 1962.

leia também

A BIOMECÂNICA DA COORDENAÇÃO MOTORA
Angela Santos

Análise detalhada dos aspectos biomecânicos da coordenação motora, apresentando conceitos fisiológicos e anatômicos desenvolvidos pela autora. Defensora de uma "escola" de movimento natural em fisioterapia, ela propõe o estudo das funções normais como fonte de conhecimento para todos os profissionais que se ocupam do movimento.
REF. 10772   ISBN 85-323-0772-8

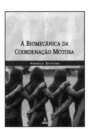

BASES ELEMENTARES TÉCNICAS DE TERAPIA MANUAL E OSTEOPATIA
Marcel Bienfait

Quando se trata de osteopatia e terapia manual, imprescindível que o estudo do aparelho músculo-esquelético seja exaustivo, meticuloso e permanente. É este motivo que torna valiosas as informações deste livro, que expõe e comenta a teoria e a prática que regem essas atividades profissionais.
REF. 10607   ISBN 85-323-0607-1

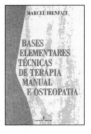

A COORDENAÇÃO MOTORA
ASPECTO MECÂNICO DA ORGANIZAÇÃO PSICOMOTORA DO HOMEM
S. Piret e M. M. Béziers

Todos os homens fazem os mesmos gestos, mas cada um os faz à sua maneira. Quais os caracteres pessoais de um movimento? Por que há uma forma de movimento própria a uma atitude psicológica? Entenda como o comportamento psicomotor e mecânico explica o movimento humano.
REF. 10198   ISBN 85-323-0198-3

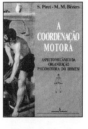

DIAGNÓSTICO CLÍNICO POSTURAL
UM GUIA PRÁTICO
Angela Santos

Um bom diagnóstico é requisito fundamental para definir procedimentos que envolvam a postura do ser humano. Lançando mão da biomecânica, da osteopatia e de técnicas fisioterápicas, a autora apresenta uma linguagem diagnóstica única para os diversos ramos profissionais que, de uma forma ou de outra, lidam com o movimento humano, suas patologias, expressões e desenvolvimento.
REF. 10756   ISBN 85-323-0756-6

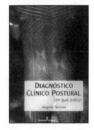

FÁSCIAS E POMPAGES
ESTUDO E TRATAMENTO DO ESQUELETO FIBROSO
Marcel Bienfait

O termo "fáscia" representa o tecido conjuntivo membranoso, verdadeiro esqueleto fibroso que inclui o tecido muscular e funciona como peça única, uma entidade funcional sobre a qual repousam as modernas técnicas de terapia manual. Bienfait sistematiza o estudo da fáscia e classifica as manobras de alongamento suave e prolongado utilizadas pelos terapeutas. Trabalho pioneiro e raro sobre o tecido conjuntivo.
REF. 10671   ISBN 85-323-0671-3

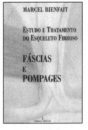

POSTURA CORPORAL
UM GUIA PARA TODOS
Angela Santos

Aplicação prática dos conhecimentos de anatomia e fisiologia dos ossos, músculos e articulações em reabilitação postural. Contém informações preciosas para profissionais e orientação acessível aos leigos interessados na prevenção e tratamento de desvios posturais.
REF. 10869   ISBN 85-323-0869-4

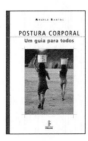

IMPRESSO NA G R Á F I C A
sumago gráfica editorial ltda **sumago**
rua itauna, 789   vila maria
02111-031   são paulo   sp
telefax 11 **6955 5636**
sumago@terra.com.br

------------------------------ dobre aqui ------------------------------

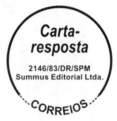

CARTA RESPOSTA
NÃO É NECESSÁRIO SELAR

O SELO SERÁ PAGO POR

AC AVENIDA DUQUE DE CAXIAS
01214-999 São Paulo/SP

------------------------------ dobre aqui ------------------------------

A ESCOLIOSE

summus editorial

CADASTRO PARA MALA-DIRETA

Recorte ou reproduza esta ficha de cadastro, envie completamente preenchida por correio ou fax, e receba informações atualizadas sobre nossos livros.

Nome:_____ Empresa:_____

Endereço: ☐ Res. ☐ Coml. _____ Bairro:_____

CEP: _____-_____ Cidade: _____ Estado: _____ Tel.: ( ) _____

Fax: ( ) _____ E-mail: _____ Data de nascimento: _____

Profissão:_____ Professor? ☐ Sim ☐ Não Disciplina: _____

1. Você compra livros:

☐ Livrarias   ☐ Feiras
☐ Telefone   ☐ Correios
☐ Internet   ☐ Outros. Especificar:_____

2. Onde você comprou este livro?

_____

3. Você busca informações para adquirir livros:

☐ Jornais   ☐ Amigos
☐ Revistas   ☐ Internet
☐ Professores   ☐ Outros. Especificar:_____

4. Áreas de interesse:

☐ Educação   ☐ Administração, RH
☐ Psicologia   ☐ Comunicação
☐ Corpo, Movimento, Saúde   ☐ Literatura, Poesia, Ensaios
☐ Comportamento   ☐ Viagens, *Hobby*, Lazer
☐ PNL (Programação Neurolingüística)

5. Nestas áreas, alguma sugestão para novos títulos?

_____

6. Gostaria de receber o catálogo da editora? ☐ Sim ☐ Não

7. Gostaria de receber o Informativo Summus? ☐ Sim ☐ Não

Indique um amigo que gostaria de receber a nossa mala-direta

Nome:_____ Empresa:_____

Endereço: ☐ Res. ☐ Coml. _____ Bairro:_____

CEP: _____-_____ Cidade: _____ Estado: _____ Tel.: ( ) _____

Fax: ( ) _____ E-mail: _____ Data de nascimento: _____

Profissão:_____ Professor? ☐ Sim ☐ Não Disciplina: _____

Summus Editorial
Rua Itapicuru, 613 7º andar 05006-000 São Paulo - SP Brasil Tel. (11) 3872-3322 Fax (11) 3872-7476
Internet: http://www.summus.com.br   e-mail: summus@summus.com.br

cole aqui